Ados, Amour et Sexualité

Version garçon

Collection dirigée
par Mahaut-Mathilde Nobécourt

Dans la même collection

Ados, Amour et Sexualité
Version fille
Dr Irène Borten-Krivine et Dr Diane Winaver

22, rue Huyghens, 75014 Paris

www.albin-michel.fr

ISBN : 2-226-12611-2

Dr Sylvain Mimoun et Rica Étienne

Ados, Amour et Sexualité

Version garçon

Illustrations : Philippe Tastet

Albin Michel

Sommaire

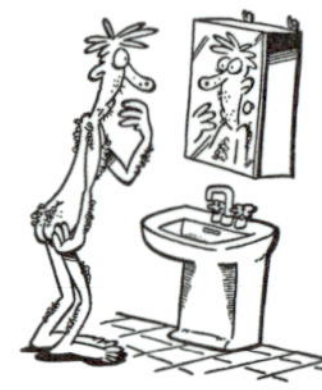

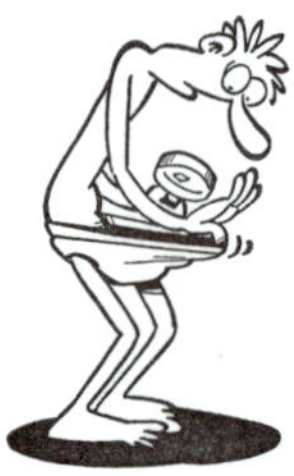

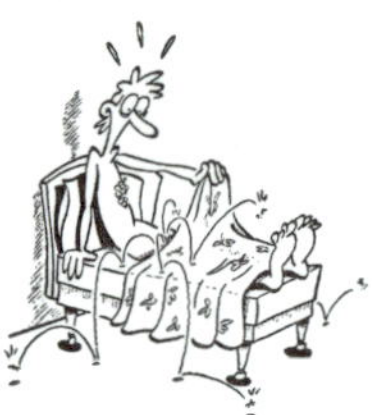

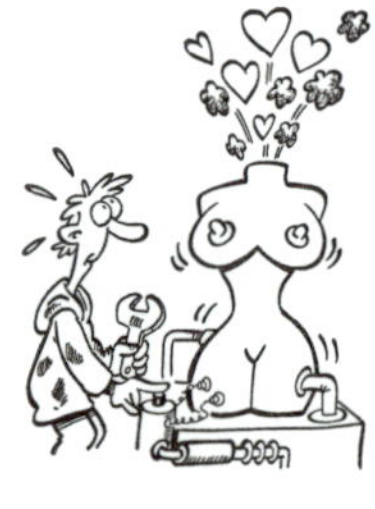

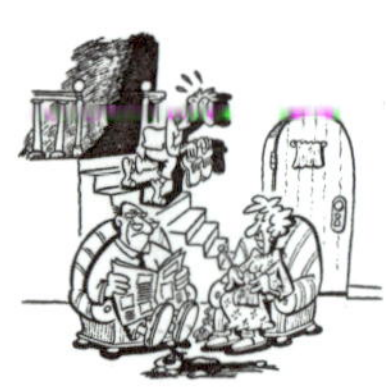

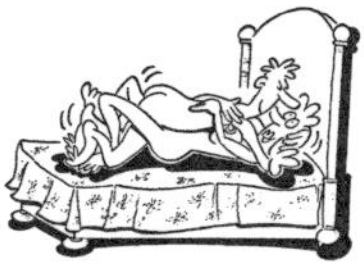

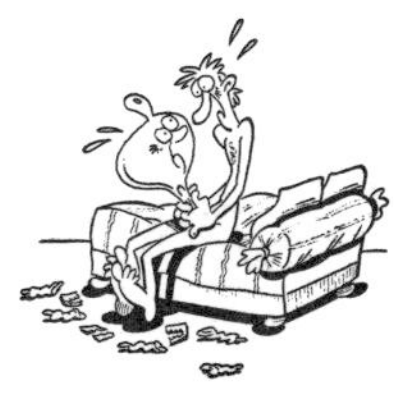

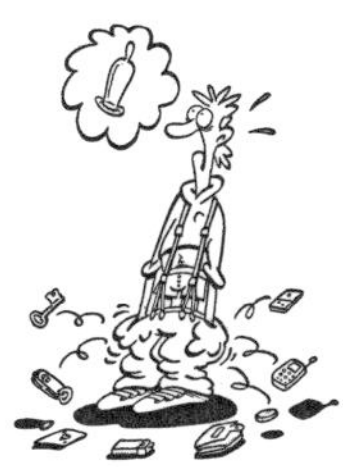

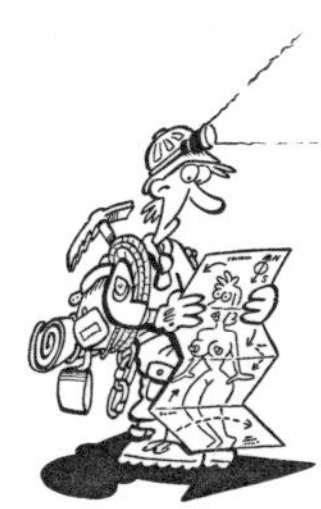

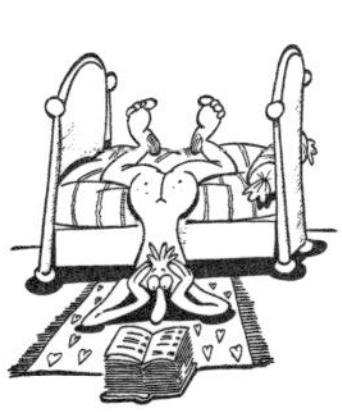

Introduction

Nous avons été à la pêche aux questions qui vous tracassent. Et, incroyablement, les mêmes reviennent souvent, comme des refrains, dans les consultations médicales, sondages, études sociologiques ou réunions. Même si certaines semblent très personnelles, elles concernent beaucoup d'ados. Émouvantes, naïves, techniques et même parfois drôles, elles en disent long sur les attentes, les doutes et les craintes de chacun.

La puberté, c'est un drôle de tournant dans une vie ! Sans doute l'un des plus importants. On se trouve bizarre, à la fois chien et chat, avec un corps de garçon et une tête d'adulte. Ou l'inverse. Un jour, on déborde de rêves et d'enthousiasme. Le lendemain, on déprime, et on se dit que ce n'est même pas la peine de mettre un pied dehors.

Tout change en même temps

Tout change, le physique, mais aussi le mental. Du coup, la relation avec les autres s'en trouve modifiée sans que l'on comprenne vraiment pourquoi. Les parents deviennent envahissants, les copains indispensables, les filles attirantes comme des aimants. Certains ados se découvrent même une âme de chasseur et ne pensent plus qu'à « ça ».

Par le biais des hormones, une véritable métamorphose physique, physiologique et psychologique s'opère. Cette (re)naissance s'accompagne d'une quantité de questions sur les mystères de l'anatomie, sur la mécanique du sexe, sur le fonctionnement des filles. Et chaque interrogation en amène une autre, comme pour les poupées russes.

Une question n'est jamais idiote ni tabou. C'est seulement la réponse qui peut l'être. C'est pourquoi, avec des mots clairs, francs et sans fausse pudeur, nous avons essayé tout au long des chapitres suivants d'y répondre, de donner l'information la plus utile et la plus concrète possible, en nous appuyant sur les connaissances actuelles, notamment dans le domaine du sida, de la contraception, ou des maladies sexuellement transmissibles.

Quel rapport avec l'amour, direz-vous peut-être ?

Il s'agit simplement d'aider à intégrer intimement sa nouvelle condition d'ado, à prendre acte de ses transformations, ce qui, au fond, revient à assumer pleinement son passage à l'âge adulte en ne perdant rien de sa spontanéité et de sa fraîcheur.

L'objectif n'est donc pas de faire la morale ni de faire peur et encore moins de jouer les donneurs de leçon (« Surtout, n'oublie pas ton préservatif, mon petit ! »). Après tout, l'amour et la sexualité sont une promesse de bonheur, à vivre sereinement et pleinement. Sans complexes ni comptes à rendre.

Peut-on parler des garçons sans parler des filles ?

Non, c'est l'évidence ! De leur côté, comment vivent-elles l'amour et la sexualité ? Existe-t-il des différences homme-femme et dans quels domaines ? Qui les attire, qu'est-ce qui leur plaît ? À quoi ressemble leur prince charmant ? Les réponses sont parfois surprenantes. En tout cas, instructives. Savez-vous que les principales qualités recherchées par une fille chez un garçon sont la gentillesse et la confiance, très loin devant le physique, l'intelligence ou le look ?

Ces clés pour comprendre l'autre sexe ont pour but de faciliter la rencontre à deux et d'harmoniser la relation.

Au fait, comment lire ce livre ?

Comme on veut, où on veut, dans n'importe quel ordre, selon son humeur et les questions du moment. On peut zapper, il suffit pour cela de consulter la table des matières (p. 179) très détaillée. Certains passages plus techniques peuvent être sautés. Il ne s'agit pas d'un manuel de sciences naturelles, et encore moins d'un cours d'anatomie. Mais d'un bouquin pratique avec, comme tout guide qui se respecte, de bons plans et bonnes adresses : consultations gratuites, centres de dépistage anonymes et gratuits du sida, lieux d'écoute en cas de problèmes, sites Internet spécialisés dans la contraception ou la santé des jeunes, etc. Et n'hésitez pas à piocher dans le dico en fin de livre quand un mot vous paraît mystérieux.

Enfin, pour ceux – et celles – qui veulent en savoir plus, une bonne nouvelle : la version filles existe aussi.

Rica Étienne et Sylvain Mimoun

Chapitre 1

La puberté, une nouvelle naissance

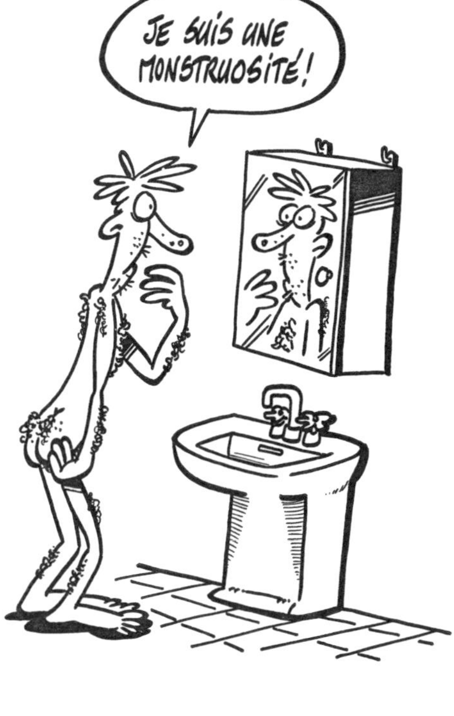

Puberté et adolescence, complices de la renaissance

Avant la puberté, on est un enfant, après, on devient un adulte. Entre-temps, cinq longues années vont passer.

Puberté et adolescence n'ont pas la même signification. La première est un peu la porte d'entrée « physique » vers l'âge adulte. Chez le garçon, tout commence vers 12 ou 13 ans et s'achève vers 18 ans, âge du droit de vote. Au plan physique, cette étape correspond à un immense chamboulement hormonal. Les hormones mâles, libérées dans l'organisme, cheminent dans le sang, provoquent une cascade de changements physiques qui entraînent à leur tour des changements psychologiques et des modifications de l'humeur.

L'achèvement de la puberté ne signifie pas pour autant que l'adolescence est finie. Cette dernière a des limites bien floues d'ailleurs. Est-ce le fait de quitter la maison de ses parents qui marque sa véritable fin ? Est-ce de vivre en couple ou de faire son service militaire comme c'était le cas autrefois ? Est-ce enfin d'avoir un métier et de gagner sa vie ? En fait, l'adolescence est une notion davantage culturelle et sociale que biologique. Chez certains, elle se poursuit au-delà de 25 ans...

Un beau jour, la puberté se déclenche. Pourquoi et comment

L'étincelle biologique a lieu au niveau du cerveau, dans sa partie la plus primitive, appelée cerveau des émotions. Si vous préférez glisser sur les détails trop techniques, passez directement au paragraphe suivant. Sinon, lisez ce qui suit,

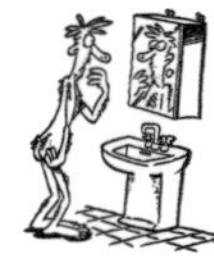

ce n'est pas si compliqué. C'est donc le cerveau des émotions qui prend les commandes du corps, au niveau de l'hypothalamus exactement, pour sortir la zone sexuelle de son long sommeil. L'hypothalamus lance l'ordre d'envoyer massivement des hormones, autrement dit des messagers chimiques, actifs à distance sur des organes-cibles. Ces hormones agissent à leur tour sur l'hypophyse, une autre petite glande, toute proche, située à la base du cerveau, juste au-dessus du nez. Cette dernière est en fait un véritable chef d'orchestre, puisqu'elle stimule, grâce à ses propres hormones, de nombreuses autres glandes comme la thyroïde dans le cou, les surrénales juste au-dessus des reins et les glandes génitales, c'est-à-dire les testicules, côté masculin.

Ce qui se passe, précisément, là

Les testicules ayant reçu « les ordres d'en haut » fabriquent des hormones sexuelles masculines : les androgènes, parmi lesquels la testostérone. S'il n'y a qu'un seul nom à retenir, c'est celui de testostérone, principale hormone mâle. Sous l'imprégnation de cette dernière, le corps entier va réagir, car de petits récepteurs à la testostérone sont éparpillés un peu partout : sur le sexe, bien sûr, qui va se modifier, mais aussi sur l'os, sur les muscles, sur la peau et sur le cerveau, désormais « sexualisé » en profondeur.

La testostérone n'est pourtant pas une inconnue pour l'organisme. Elle a connu ses heures de gloire : c'est elle qui a permis aux glandes génitales, au départ bisexuées, de devenir franchement masculines. Ainsi, c'est au troisième mois de sa vie de fœtus que l'on devient garçon plutôt que fille et que l'on développe un pénis plutôt qu'un clitoris. La présence de testostérone est un caractère sexuel primaire. Après la différenciation sexuelle, cette hormone retrouvera des taux minimes jusqu'à l'âge de 8 ou 10 ans, au point que filles et garçons en fabriqueront autant.

À la puberté, branle-bas de combat et nouveau pic hormonal. Les caractères sexuels secondaires se mettent en place avec les poils qui poussent, la voix qui mue, les muscles qui se développent, etc. Les biologistes se sont amusés à quantifier la testostérone fabriquée chaque jour par les testicules : six milligrammes seulement et pourtant, toute la sexualité à venir va en dépendre...

Récapitulons...

Dans le cerveau, donc, l'hypothalamus lance un ordre au chef d'orchestre, l'hypophyse, qui lance des ordres à une armada d'autres glandes qui, elles-mêmes, se mettent à envoyer tous azimuts des messages chimiques. C'est comme cela que la machine s'emballe et qu'un garçon se transforme en quelques années en adolescent, souvent mal dans sa peau parce que, justement, ce n'est plus la sienne et qu'il lui faut du temps pour l'habiter et s'y habituer.

Le calendrier des événements

La puberté a-t-elle déjà commencé ? Est-elle bien finie ? Chaque ado se pose la question un jour ou l'autre. Les modifications physiologiques et biologiques suivent un ordre bien établi pour tous les garçons. Cela ne signifie pas pour autant qu'à 12 ou 13 ans tout le monde débutera sa puberté et qu'à 18, tout le monde l'achèvera. Non, ce qui est précis, c'est l'ordre relatif des événements, autrement dit leur enchaînement : les poils qui apparaissent, puis la voix qui mue par exemple, mais sûrement pas l'inverse.

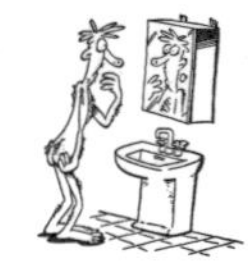

Nouveau corps, nouvelle hygiène

À la puberté, la transpiration augmente et devient odorante sous l'action de la testostérone. Plus que jamais, une douche quotidienne s'impose afin de ne pas sentir « le fauve » pour de bon. La peau et les cheveux se transforment (ils sont plus gras) jusqu'à la fin de l'adolescence.

Question hygiène intime, certains gestes s'avèrent indispensables. Chez les non-circoncis, il est nécessaire de se laver tous les jours juste sous le prépuce (la peau qui recouvre le gland) afin d'éliminer le smegma. Cette sécrétion laiteuse augmente et se met à « sentir ». Son rôle est de faciliter le coulissage de la peau et d'éviter les échauffements. Elle est renouvelée en permanence. Mais, en l'absence d'hygiène régulière, les odeurs désagréables s'installent, cette zone s'irrite ; les germes peuvent se multiplier et entraîner mycoses (présence de champignons) ou infections (voir p. 133 et suivantes). Les circoncis n'ont pas de smegma, toutefois, comme tout le monde, ils transpirent dans l'entrejambe et dans la zone qui entoure les bourses. Les glandes sudoripares y sont très nombreuses au niveau des poils qui se comportent comme de véritables pièges à odeurs. Conclusion : point de salut en dehors de l'eau et du savon. Les déodorants peuvent s'utiliser en plus sous les bras, pour freiner la transpiration ou masquer (un peu) les odeurs.

Chacun peut vivre ces transformations à son rythme, avec des périodes où les acquisitions semblent s'accélérer, d'autres où elles semblent ralentir, sans que cela soit inquiétant.

• Les testicules doublent ou triplent leur volume entre l'âge de 10 et 12 ans, signe que la « machinerie » se remet en marche pour sécréter de la testostérone. La peau des bourses se plisse et devient plus foncée. Les érections spontanées se multiplient, avec un maximum de fréquence entre 13 et 15 ans. Au nombre de quatre à six chaque nuit, ces érections durent un quart d'heure chacune et sont parfois suivies d'éjaculation...

• La pilosité du pubis (bas-ventre) apparaît classiquement vers 12 ans. Ce phénomène est si marquant qu'il a donné son nom à la puberté, dont l'origine latine, *pubis*, veut dire « poils ».

• Quelques mois plus tard, le pénis se développe et prend sa forme caractéristique : au niveau du gland décalotté, un sillon se creuse et marque une frontière avec le reste du pénis. Celui-ci atteint sa taille adulte vers l'âge de 15 ans.

• Généralement, la première éjaculation survient un an après que le pénis a débuté sa croissance, donc aux alentours de 13-14 ans. Le sperme émis parvient à être pleinement fécondant au bout de quelques mois, mais on a vu des adolescents de 12 ans mettre enceinte leur partenaire du même âge ! Mieux vaut donc être vigilant si l'on doit avoir des rapports sexuels précoces.

• Des poils apparaissent sous les aisselles deux ans après la sortie des poils pubiens. Chez certains, les poils vont aussi se multiplier sur le ventre, les fesses, la poitrine et le dos. Même la ligne d'implantation des cheveux se modifie : elle va se creuser en haut des tempes, chez tous les garçons, y compris ceux qui ne deviendront jamais chauves.

• Les poils de la barbe font leur timide apparition au coin des lèvres, puis le long de la lèvre supérieure (duvet de la moustache), puis tout en haut des joues et enfin sur le menton. Le fait de commencer à se raser rend le poil un petit peu plus dru, mais n'accélère pas la pousse pour la rendre plus uniforme et esthétique.

• La pomme d'Adam apparaît sur le cou et la voix mue. D'abord, elle est instable au cours de la journée, c'est la période des couacs, avec de brusques sauts au niveau des sons produits. Puis, en quelques semaines ou quelques mois, les variations s'atténuent. Ce changement de voix

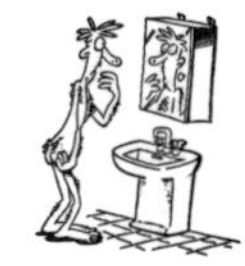

survient tardivement, c'est le dernier signe visible de la puberté à se mettre en place. Si bien qu'il n'est pas rare de s'entendre dire au téléphone « Mademoiselle », alors qu'on a du poil au menton et des épaules de gardien de but ! Patience, à 18 ans, au plus tard, le doute n'existera plus.

> **À quel âge la puberté est-elle totalement achevée ?**
>
> *À 18-20 ans au plus tard, un garçon devient adulte au plan biologique. Il a atteint sa taille définitive, ses organes sexuels sont parvenus à maturité et sont capables d'assurer la procréation.*

Ce qui met vraiment la puce à l'oreille

La première éjaculation se produit le plus souvent entre 13 et 15 ans, parfois plus tôt, parfois plus tard. La plupart du temps, elle survient la nuit, au cours du sommeil des rêves, c'est pourquoi l'on parle de « rêves mouillés ». Cette éjaculation est le premier signe visible et parlant de la puberté en cours. Elle pose des questions : « Pourquoi est-ce arrivé ? », « Comment ? », « Est-ce normal ? », « Puis-je retrouver ce même plaisir ? ». C'est d'ailleurs vers cette période que les adolescents renouent avec une pratique plus ancienne souvent délaissée, la masturbation.

L'étape des premières éjaculations est aussi importante chez le garçon que celle des premières règles chez la jeune fille. Cela se voit. Quelque chose d'important s'est passé dans le corps...

Parallèlement à ces transformations, d'autres signes encore plus visibles marquent la puberté, tels l'impressionnante augmentation de la taille et du poids. Entre 13 et

18 ans, un garçon peut prendre 20 à 30 cm et, entre 10 et 18 ans, doubler son poids. La croissance commence d'abord par les pieds et le nez, ensuite par les jambes et les bras, enfin par le tronc. D'où ce malaise tant que l'harmonie entre le « haut » et le « bas » n'a pas été retrouvée.

Une maladresse bizarre

Certains adolescents peuvent devenir passablement maladroits durant les périodes d'accélération de croissance, alors qu'ils étaient plutôt habiles, avec d'excellents réflexes. L'explication est « mécanique » : ils ne connaissent plus leur corps ni leurs limites physiques au sens littéral du terme. Il suffit de prendre un verre et patatras ! La nouvelle dimension des bras et des mains n'ayant pas encore été intégrée dans leur schéma corporel, c'est le flou et l'improvisation. Tout se passe comme s'il fallait brusquement conduire une voiture trop grande. Les manœuvres sont compliquées à effectuer du fait que l'on n'a pas encore sa nouvelle « carrosserie » dans l'œil.

Les signes qui doivent vous inciter à consulter un médecin

L'adolescence s'accompagne de petites maladies, souvent peu inquiétantes, qui traduisent en surface le changement hormonal en cours.

Les garçons, généralement plus actifs, agressifs ou sportifs, se plaignent plutôt moins de maladies que les filles, car ils peuvent évacuer leur « tension » dans l'action ; cependant, il leur arrive tout de même de souffrir de maux de ventre à répétition, de coups de déprime, de maux de tête ou de problèmes alimentaires.

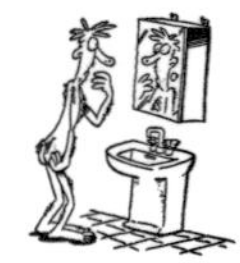

Aussi curieux que cela puisse paraître, les « maux » exprimés à cette période si sensible sont aussi des « mots ». Ils sont une façon comme une autre de dire avec son corps ses incertitudes face à l'avenir ou ses difficultés à trouver son chemin vers le monde des adultes.

Parler, dire ses craintes, évacuer ses doutes

La fierté de grandir, d'avoir un nouveau corps et un nouveau sexe, s'accompagne évidemment de craintes et de doutes. Il n'y a pas de honte à s'exprimer à ce sujet. Mais à qui s'adresser ? Aux parents ? Pas question, on a sa pudeur, et ce sont les dernières personnes à qui on a envie de parler d'amour, et encore moins de sexe ! Aux copains ? Pourquoi pas, mais la tentation est grande de ne montrer que ses bons côtés, voire de les inventer, en tout cas il est difficile de dévoiler ses faiblesses... Alors parfois, quand le malaise dure ou qu'il est trop intense, il est vital de s'en remettre à un adulte neutre de son entourage ou, pourquoi pas, à l'infirmière du collège ou du lycée, au médecin de son choix ou à un psychologue. Il n'y a pas besoin d'être fou pour aller voir un psychologue ou un psychiatre et ça peut faire beaucoup de bien.

J'ai mal partout...

Comme le montre une enquête de l'INSERM sur les 11-19 ans, les principaux troubles dont se plaignent les ados sont les maux de tête, maux de ventre, nausées, mal au dos, fatigue, cauchemars ou réveils nocturnes. Les filles se plaignent davantage que les garçons : 27 % d'entre elles, contre seulement 13 % d'entre eux, cumulent au moins trois symptômes.

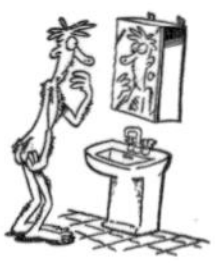

▸ Je suis toujours fatigué

Un jour bourré d'énergie, le lendemain vidé, à la limite de la déprime..., c'est typique de l'adolescence. La croissance consomme une énergie énorme, tout comme la libido qui s'éveille, les rythmes d'activité et de sommeil qui sont trop irréguliers, le sport qui épuise.

Un bon week-end de repos aide souvent à repartir du bon pied. Mais si la fatigue s'accompagne d'ennui, d'idées noires, d'un sentiment d'inutilité, de troubles du sommeil, d'absentéisme ou de difficultés scolaires, il peut s'agir d'une dépression. Là, c'est du sérieux, mieux vaut en parler à un médecin. Autre cause fréquente de fatigue : les maladies virales comme la grippe, avec courbatures et fièvre, et la mononucléose infectieuse, fameuse « maladie du baiser ». Transmise par la salive, elle donne mal à la gorge, des ganglions (de la taille d'une petite noisette) le long du cou, une fièvre modérée et une fatigue intense au point que l'on est incapable de faire un effort physique habituel. Deux à trois semaines de repos absolu sont nécessaires pour être parfaitement rétabli.

▸ Je dors trop

Un adolescent devrait dormir 8 à 9 heures chaque nuit, temps indispensable à une bonne récupération car la croissance fatigue. Cependant, son sommeil, comme son existence, a tendance à être anarchique et décalé avec un coucher et un réveil tardifs. C'est normal. Le problème, c'est que les horaires de cours empêchent le plus souvent de suivre ce rythme « naturel ». Le week-end, ne pas hésiter à traîner au lit, en expliquant à ses parents que l'on n'est pas un fainéant pour autant, mais qu'au contraire, on « récupère activement » de sa croissance.

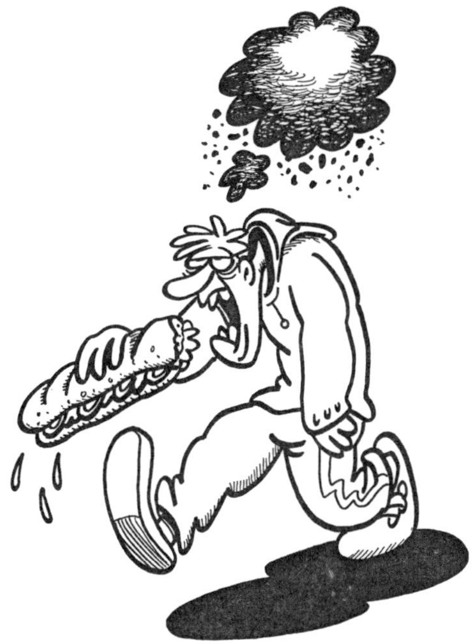

JE DORS TROP, JE DÉVORE, J'AI LE DOS VOÛTÉ, JE DÉPRIME...

Attention : si des angoisses répétées empêchent de s'endormir, si l'on fait des cauchemars accompagnés de réveils fréquents, si l'on passe le plus clair de son temps à dormir, ne pas hésiter à se confier à un médecin.

▸ Je dévore

À la puberté, les besoins nutritionnels dépassent largement ceux d'un adulte : 2 200 kcal pour un garçon à 10 ans et 3 000 kcal vers 16 ans (contre 2 500 en moyenne pour un homme). Il est donc normal d'avoir envie d'engloutir le pot de Nutella en rentrant de la piscine. Si on est trop enrobé au départ, la puberté est le moment idéal pour surveiller son alimentation et normaliser durablement son poids. La croissance accélérée donne un véritable coup de starter à la ligne. Comme le corps s'allonge, les kilos sont mieux répartis, ce qui persuade d'avoir maigri. Mais ceci n'a qu'un temps, c'est pourquoi les habitudes doivent changer avant la fin de la puberté : manger moins de gras et de sucré (moins de frites et sodas, par exemple), davantage de fruits et légumes, avec un vrai petit déjeuner le matin et un goûter à 16 ou 17 heures pour éviter de grignoter la première barre chocolatée qui tombe sous la main (très sucrée, mais aussi très grasse). Le fait de fractionner son alimentation avec de vrais (petits) repas équilibrés ne fera pas grossir, bien au contraire. En cas de problèmes de poids, le mieux est de consulter un(e) nutritionniste ou un(e) diététicien(ne).

▸ J'ai le dos voûté

À cause de la croissance toujours, l'ado se tient souvent mal, la tête enfoncée dans les épaules ou le nez dans les chaussures. Des déformations vertébrales importantes peuvent s'installer ou évoluer, notamment la scoliose (de dos, la colonne fait un « S ») ou la cyphose (de profil, le dos est rond). Les heures passées devant la console ou l'ordinateur n'arrangent rien.

Une mauvaise attitude permanente accompagnée de fatigue ou de douleurs dorsales doit absolument faire consulter un spécialiste à l'hôpital, dans un service d'orthopédie pédiatrique.

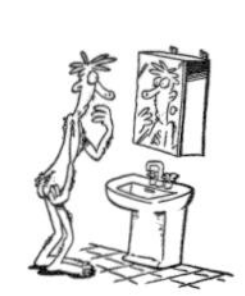

▸ Je déprime

Il est naturel de traverser des coups de cafard passagers, de se trouver moche, mal dans sa peau et d'avoir des complexes. À cet âge, le look est sacré, car il y a le regard des copains… et celui des filles. Existent aussi toutes sortes de peurs et de blocages, qui traduisent sans doute la crainte de basculer dans l'inconnu et d'abandonner pour toujours les petits bonheurs de l'enfance. « Flipper », « angoisser », « paniquer », tous ces mots montrent la vulnérabilité du moment et des doutes.

Les choses deviennent préoccupantes si l'on se met à sécher les cours, à boire en cachette, à broyer du noir en refusant de voir ses copains, à ne plus trouver d'intérêt aux matières scolaires que l'on adorait, à perdre l'appétit et à se réfugier dans le sommeil. De la même manière, l'agressivité, la provocation, les bêtises à répétition, les défis, les vols, les bagarres, expriment un mal-être et doivent inciter à consulter un psychiatre ou un psychologue (voir adresses plus bas).

▸ J'ai des boutons

Une nouvelle qui consolera peut-être certains d'entre vous : l'acné est due à la présence de trop d'hormones mâles. Du coup, les glandes sébacées (qui fabriquent la graisse ou sébum à la base des poils) sont stimulées, l'orifice des glandes a tendance à se boucher, formant soit des points blancs soit des points noirs ; la peau imprégnée de sébum devient un terrain de jeu idéal pour les bactéries ; c'est alors que les boutons apparaissent.

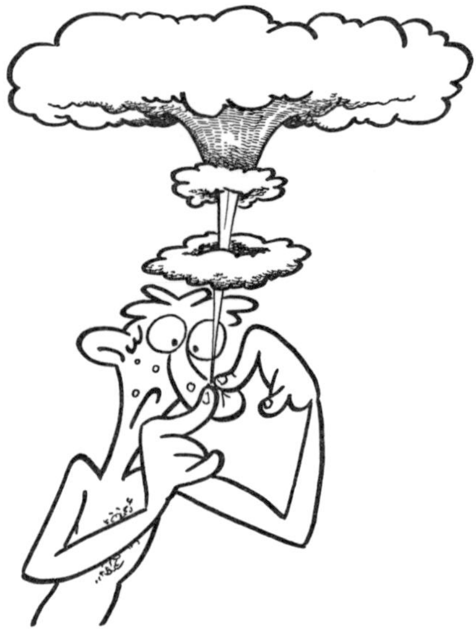

J'AI DES BOUTONS

La période de l'acné dure en moyenne deux à trois ans, parfois plus, parfois moins, avec des poussées et des temps calmes. Cette maladie disparaît spontanément vers 18-20 ans, pour la majorité des adolescents, avec ou sans médicament. Toutefois, si ces boutons altèrent la confiance en soi et la relation aux autres, il est indispensable de consulter un dermatologue. Pourquoi les filles seraient-elles les seules à avoir le droit de se préoccuper de leur image ? Les traitements sont réellement efficaces, il serait dommage de s'en priver.

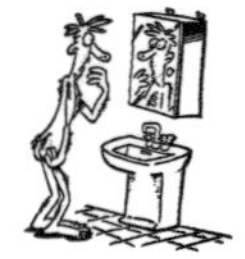

La guerre des boutons

Les traitements habituels agissent contre les germes. Ils sont à base de lotions, gels et crèmes antiseptiques ou antibiotiques. On conseille aussi des crèmes ou gels à base de peroxyde de benzoyle pour lutter contre l'inflammation locale. En cas d'acné plus sévère, on recommande parfois la vitamine A acide (connue sous le nom de Roaccutane®, Effederm®, etc.). Cette substance, appliquée sous forme de crème ou prise en comprimé, agit en « asséchant » l'épiderme. Cela permet la dissolution des bouchons au niveau des glandes sébacées et la libération du sébum. Les effets indésirables sont mineurs pour les garçons et disparaissent assez vite ; il s'agit d'irritations : peau et lèvres sèches, rougeurs, conjonctivite. Mais pour les femmes enceintes, la vitamine A acide peut être à l'origine de malformations du fœtus, d'où sa réputation de substance à manier avec précaution. Les filles doivent prendre ce produit sous pilule afin d'éviter toute mauvaise surprise. En tout cas, si vous devez, vous, utiliser ce traitement, n'ayez aucune crainte, il ne rend pas les garçons stériles.

Deux idées à laisser au placard : le fait d'avoir des rapports sexuels n'entraîne pas la disparition de l'acné. Mais manger du chocolat ou de la charcuterie n'aggrave pas non plus les symptômes !

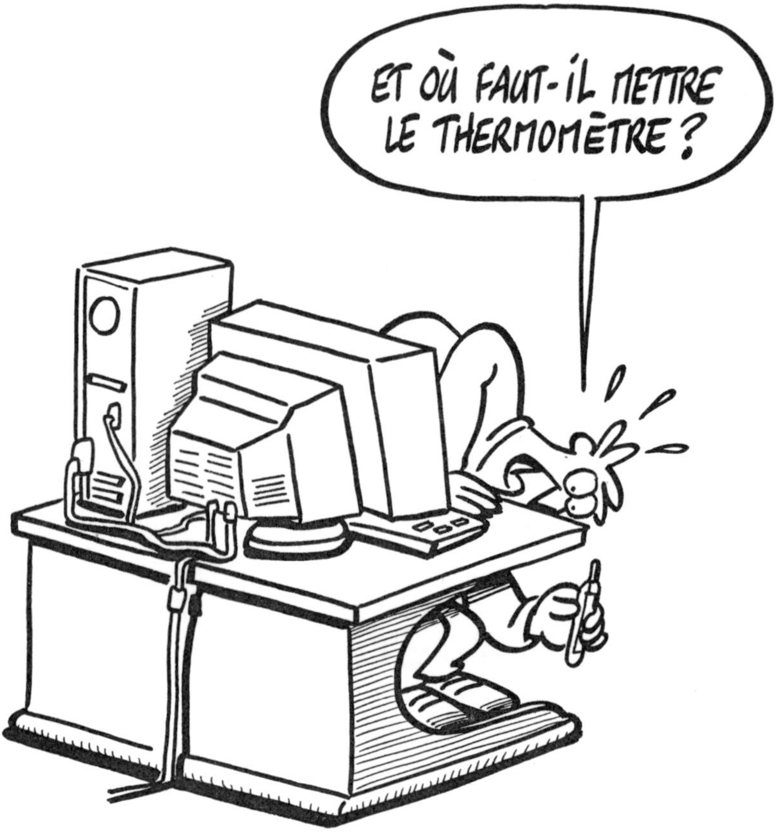

SUIS-JE NORMAL ? EST-CE GRAVE ? QUI APPELER ?
www.drclic.com

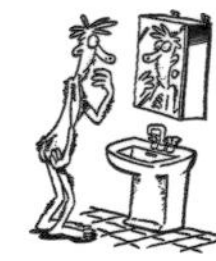

Bons plans et bonnes adresses

• *Dans les centres de planning familial, les consultations médicales sont aussi ouvertes aux garçons et elles sont gratuites et confidentielles ; elles ne nécessitent aucune autorisation parentale. Pour avoir l'adresse du centre de planning le plus proche de son domicile (DOM-TOM compris), s'adresser au* ***Mouvement français pour le planning familial*** *: 4, square Saint-Irénée, 75011 Paris, 01 48 07 29 10.*

• *Le* ***Fil Santé Jeunes*** *(0 800 235 236) est un numéro vert national mis en place par* ***L'École des parents*** *sous l'égide du ministère de la Santé. Ce service anonyme et gratuit fonctionne tous les jours, même le dimanche, de 8 heures à minuit. Il propose écoute, soutien, information et orientation pour toutes les petites inquiétudes de la vie quotidienne et les problèmes de santé ou de sexualité.*

• ***RESO*** *est un autre numéro vert gratuit. Derrière le 0 800 232 600, une équipe de 25 bénévoles et 3 médecins permanents se relaient pour écouter et orienter si nécessaire vers une consultation gratuite (médecin, dentiste, infirmier, kinésithérapeute, etc.). Ce numéro est accessible du lundi au vendredi, toute l'année, de 9 heures à 20 heures.*

• *Depuis peu, il est possible de consulter sur Internet le premier site santé dédié aux jeunes :* ***www.tasante.com****. Des rubriques sur la puberté, les sentiments, le sexe, la contraception, la drogue, le bien-être. Possibilité de discuter de sa santé dans des forums avec des spécialistes ou dans des chats (discussions en direct).*

• *Enfin, également sur Internet,* ***www.drclic.com****, un service très complet de 10 000 pages, permet devant tout symptôme de savoir quoi faire, qui appeler, dans quel délai, et de connaître sa gravité. L'encyclopédie explique toutes les pratiques sexuelles, la puberté, la première fois, les problèmes de peau et de cheveux avec leurs solutions, les drogues,*

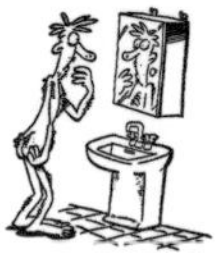

les MST-sida... On peut se tester (peau, sexualité...) et surtout, en tout anonymat, poser ses questions intimes ou dérangeantes à des médecins en direct ou en différé. Sondages et forums disent où en sont les autres ados dans leur découverte de l'adolescence.

Chapitre 2

« Suis-je normal ? »

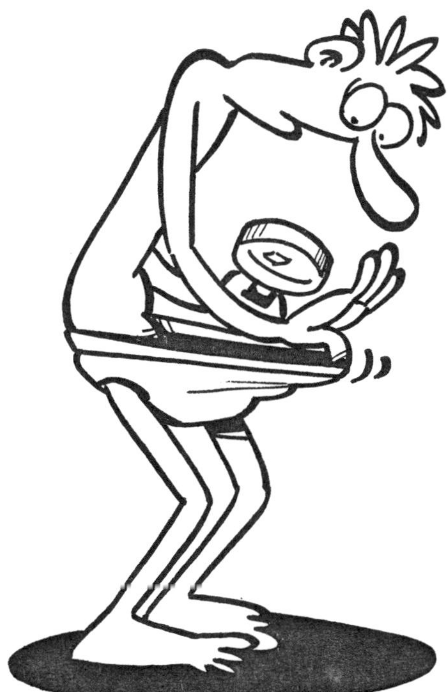

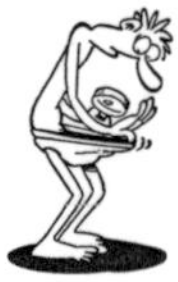

L'image du corps revue et corrigée

La difficulté, lorsqu'on est un jeune adolescent, c'est que l'on commence à avoir un corps d'adulte, avec une maturité en décalage. D'où le malaise. D'où les complexes. D'où ces heures interminables dans la salle de bain, passées à s'observer, à se connaître et... à se rassurer.

Françoise Dolto, psychanalyste bien connue des parents, a remarquablement su décrire la traversée houleuse de la puberté. Dans son livre, *Le Complexe du homard* (éditions Gallimard, 1998), elle explique le désarroi de l'adolescent face à sa mue. Il perd sa carapace protectrice qui ne grandit pas avec lui. Vulnérable aux blessures, il se cache dans un trou de rocher, comme le homard.

Ce qui se joue dans la salle de bain

Face aux transformations radicales de son corps, on a le choix entre plusieurs attitudes : l'indifférence, la curiosité inquiète ou les deux à tour de rôle.

Dans le premier cas, l'apparence physique semble n'avoir aucune importance. On évite de se regarder (pour ne pas voir que l'on grandit) et on néglige son apparence vestimentaire. Il n'y a que l'« intérieur » qui compte. La désinvolture apparente est une manière de lutter contre l'angoisse du changement et de prendre une certaine distance vis-à-vis de soi-même. Cette phase est en général passagère.

Dans le second cas au contraire, on est très attentif à sa métamorphose. La salle de bain devient un refuge, une « planque », un lieu de... pudeur. On s'y cache des autres

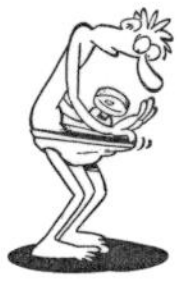

et l'on s'y découvre soi-même. Car c'est ici, dans cette pièce « stratégique » de la maison, que l'on confronte l'image intérieure et l'image extérieure de soi. Comme on est en pleine renaissance, pour ne pas dire mutation, on essaie de repérer dans le miroir tout ce qui pourrait être anormal. La question qui revient, lancinante, est : « Suis-je bien comme les autres ? », « Suis-je normal ? », « Qui vais-je devenir ? ». Pour le savoir, on s'observe sous toutes les coutures, on recherche son meilleur profil, on s'évalue, on s'interroge, on s'inquiète devant *le* bouton qui nous défigure et on déprime au point de se dire : « Ce n'est même pas la peine de sortir aujourd'hui, je suis trop moche. »

Les réflexions de la famille du style « Encooore dans la salle de bain ! », « On dirait une vraie fille ! » agacent au plus au point. On se sent forcément incompris. Alors, si vous connaissez de telles angoisses existentielles, rassurez-vous : vous n'êtes pas « superficiel » parce que vous vous attardez un peu trop devant le miroir. Cela dit, il reste à comprendre la famille. Pour peu qu'il y ait deux ados qui se disputent ce territoire, c'est la pagaille. Il est donc incontournable d'accepter des compromis. Les autres aussi existent et ont besoin de faire un brin de toilette.

Les complexes

On l'a dit, le corps se transforme parfois très vite et de manière décalée. Le nez de petit garçon disparaît au profit d'un organe qui donne une vraie « gueule » et du caractère. Les uns assument avec fierté, les autres blêmissent devant leur visage. Les boutons sont aussi une source majeure de malaise puisqu'ils s'affichent aux yeux de tous. Certains ados entrent dans leur coquille, ils se sentent en état d'infériorité dès lors qu'il s'agit de soutenir le regard de quelqu'un.

Tous les complexes existent : on se trouve trop grand, trop petit, trop gros, trop maigre, trop musclé (ou pas assez), trop poilu, trop imberbe, sans parler de ce qui ne se voit pas et qui suscite aussi des inquiétudes... Si les copains sont du genre Bruce Willis, on vivra ses muscles ou ses poils plutôt comme un atout, mais s'ils sont du style Brad Pitt ou « premier de la classe », ces attributs trop virils seront alors ressentis comme une anomalie.

Les complexes expliquent en partie les brusques sautes d'humeur qui surprennent chacun. Un jour, on est timide et effacé, on peut se sentir dévalorisé, voire humilié par une simple remarque ; le lendemain, le miroir aura été plus clément (ou le regard de son amie), et voilà qu'on devient subitement audacieux, plus sûr de soi. Les montagnes russes, quoi, alors qu'au fond, on est toujours le même !

Ces questionnements intimes peuvent tellement « prendre la tête » que l'esprit vagabonde sans cesse. Les résultats scolaires finissent par en pâtir, les amitiés aussi.

La vraie question est : d'où viennent ces complexes et pourquoi sont-ils parfois si envahissants ? Les psys estiment qu'ils sont le résultat d'un décalage entre une image rêvée de soi et la réalité forcément différente. La pub, la mode, l'image véhiculée par les groupes de musique qu'on admire, tout cela n'arrange rien, il est forcément impossible de ressembler à ces modèles, alors qu'on est soi-même en pleine transformation physique. Plus l'exigence d'« être comme » ou de « ressembler à... » est forte, plus le décalage saute aux yeux et plus les complexes deviennent envahissants.

Mais si cela peut vous rassurer, deux choses à savoir : tous les ados traversent cette période « obligée ». Deuxièmement, l'objet même de ce qui vous attriste est le plus souvent transparent pour les autres. Ils sont beaucoup plus indulgents que vous ne l'êtes avec vous-même. Faites

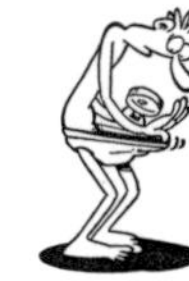

l'expérience avec une photo : alors que vous vous trouvez dessus « horrible », « nul », « à jeter », « insortable », les autres ne verront même pas pourquoi vous faites tant d'histoires. L'explication : vous êtes focalisé sur un point précis de votre corps (le bouton, le nez, les oreilles, les muscles, le poil de trop, etc.), alors qu'eux sont sensibles à l'harmonie du visage ou du corps, à la personnalité dans son ensemble ; ils vous perçoivent vivant, joyeux, entier, bougeant, et non pas figé comme devant une glace. C'est cela qui compte !

Les questions que vous nous posez

Régulièrement, au cours de consultations ou de colloques où les adolescents sont invités à s'exprimer par écrit ou par oral, les mêmes questions reviennent. Elles concernent beaucoup d'entre vous, même si certaines semblent très personnelles. Émouvantes, naïves ou techniques, elles en disent long sur vos attentes, vos craintes et vos doutes. Vous retrouverez ces questions tout au long des chapitres suivants.

? *Tous les sexes ont-ils le même aspect ?*

Oui. Ils ont le même aspect général, mais ne sont pas identiques pour autant. Une grande différence dépend du fait que le sexe soit circoncis ou pas. Dans la première éventualité, la peau au-dessus du gland (appelée prépuce) a été coupée et l'extrémité du pénis apparaît arrondie. En revanche, chez les non-circoncis, la peau peut avoir plus d'importance, donner une forme allongée au sexe, comme un vêtement trop grand. La longueur du prépuce n'a aucune influence sur la qualité du rapport, mais le fait que celui-ci soit serré ou pas et qu'il soit facile ou pas à décalotter peut rendre le rapport douloureux. Si le décalottage s'avère difficile, il est nécessaire d'intervenir chirurgicalement.

? *Est-il normal que mon sexe n'ait pas la même couleur que le reste de mon corps ?*

Oui ! Le pénis et les bourses sont habituellement plus foncés. Une ligne plus brune, une sorte de couture, parcourt leur face inférieure. Les unes et l'autre peuvent être tachés de naissance sans que cela soit inquiétant.

De même, certains garçons s'angoissent de voir apparaître sous la peau la grosse veine et les nombreux autres vaisseaux qui parcourent la verge. Il est tout à fait habituel de les percevoir.

? *La taille du pénis au repos est-elle proportionnelle à celle du pénis en érection ?*

Non, les petits pénis ont tendance à prendre davantage de centimètres en érection que les gros pénis, cela a été dûment vérifié – et mesuré – par les sexologues américains Masters et Johnson.

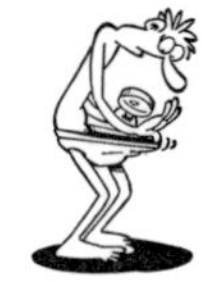

J'ai un tout petit sexe. Quelle est la taille moyenne au repos et en érection ?

Le pénis vu de haut en bas paraît toujours plus petit que le pénis vu de face. Voilà pourquoi les garçons ont souvent l'impression que leurs camarades en ont un plus gros que le leur. Pour vérifier, il suffit de se planter devant un miroir et de regarder le sexe en question, il paraîtra plus grand, comme le voient les autres.

Sachez que la question de la taille préoccupe près d'un homme sur trois, même s'il ne va pas consulter un médecin exprès pour cela.

Quelques chiffres

En moyenne, le pénis au repos mesure entre 7 et 11 cm, avec un diamètre de 3 cm.

En érection, il mesure entre 12 et 20 cm, avec un peu moins de 4 cm de diamètre. La moyenne mondiale est de 14 cm. Bien entendu, il existe des verges plus petites (10 cm) et d'autres de 20-24 cm (format Rocco Siffredi). La taille définitive est atteinte à la fin de la puberté, vers 17-18 ans.

La taille du sexe intervient-elle dans le plaisir ?

Au risque d'enfoncer des portes ouvertes, l'intensité du plaisir ressenti par l'homme *et* la femme n'est pas proportionnelle à la taille de son « instrument ». Les zones les plus sensibles chez la femme se trouvent d'ailleurs en surface (clitoris) ou à 4 cm de l'entrée du vagin. À la limite, un pénis de lilliputien pourrait donc suffire à la satisfaction sexuelle.

Les tailles modestes (en longueur ou en diamètre) devraient se consoler car elles sont plus faciles à loger. En revanche, lorsque l'on a un sexe de gros diamètre, le rapport peut s'avérer douloureux pour la partenaire.

Une confusion fréquente : s'imaginer que son sexe est trop petit alors qu'en fait, la durée du rapport n'est pas assez longue. Les filles ont besoin de préliminaires et d'un certain temps pour ressentir le plaisir à leur tour. Lorsque c'est le cas, elles se plaignent rarement. En un mot comme en cent : la petite taille du pénis peut être largement compensée par la longueur du rapport. Comme disait Coluche : « Ce n'est pas celui qui a de grandes oreilles qui entend le mieux. »

? *Peut-on augmenter la taille de son sexe grâce au sport ?*

Non, car il n'y a pas de muscle au niveau du pénis. Aucun exercice de musculation ne peut donc développer cette partie du corps.

? *Quelle est la taille habituelle des testicules ?*

Il suffit que l'on ait vu son copain sous la douche avec des testicules avantageux pour qu'on s'imagine aussitôt que les siens sont trop petits. La taille classique avoisine 4 à 5 cm de long pour 3 cm de large et 2,5 cm d'épaisseur, soit à peu près la dimension de gros marrons ou de petites mandarines.

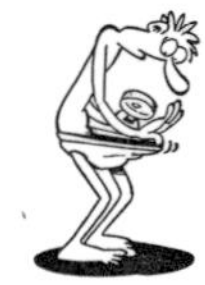

A-t-on plus ou moins de sensations selon la taille des bourses ?

Les bourses sont les poches situées sous le pénis et qui enveloppent les testicules. Leur dimension n'intervient pas spécialement dans l'intensité du plaisir. Cela dit, ces parties sont hyper-réactives, car recouvertes de très nombreux récepteurs tactiles, sensibles aussi bien au plaisir qu'à la douleur. Voilà pourquoi un violent coup à leur niveau peut entraîner une perte de connaissance. Cette raison explique aussi sans doute leur nom de « précieuses », elles sont si fragiles !

Est-on moins fertile lorsqu'on a un petit pénis ou des petits testicules ?

Oui et non. La fertilité n'est pas fonction de la taille du pénis ; par contre, de trop modestes testicules peuvent avoir une influence négative puisqu'ils ont pour mission de fabriquer les spermatozoïdes et les hormones mâles. Le pénis, lui, ne sert que de « tuyau » pour acheminer à bon port les spermatozoïdes.

J'ai un testicule plus haut que l'autre, ça me semble bizarre.

Normal ! Le droit est sans doute plus haut que le gauche, mais cela n'a pas la moindre importance. D'ailleurs, la position des testicules évolue aussi en fonction des paramètres extérieurs : sous l'influence du plaisir ou du froid par exemple, ils se rétractent et remontent. À la chaleur, ils descendent. Ce mécanisme réflexe et involontaire permet de régler localement la bonne température : il faut que les spermatozoïdes soient au frais, à deux degrés au-dessous de la température générale du corps.

En érection, mon pénis remonte vers le haut, mais chez d'autres hommes, il fait un angle droit. Qu'est-ce qui est le plus fréquent ?

L'angle du pénis avec le bas-ventre est souvent variable en fonction des personnes et il se modifie avec l'âge. Il est plus aigu chez les adolescents (pénis à la verticale) et plus relâché au cours du temps (à l'horizontale).

Est-il normal que la verge soit légèrement courbée à droite ou à gauche ?

Oui, c'est parfaitement normal. Souvent, le frein du prépuce est un peu court et entraîne de ce fait une déviation dans un sens ou dans un autre. Lorsque le rapport devient douloureux ou que la courbure est si accentuée que l'acte sexuel devient mécaniquement difficile, il faut consulter un médecin, afin d'envisager une intervention chirurgicale (voir : les (petites) maladies de garçons, p. 47).

Est-ce à cause de la masturbation que j'ai le sexe tordu ?

Non, la masturbation n'a rien à voir là-dedans. Il y a eu tant d'horreurs écrites sur cette pratique aux siècles passés et tant d'idées fausses transmises encore de nos jours, que les adolescents – et les adultes – continuent de culpabiliser. Ils

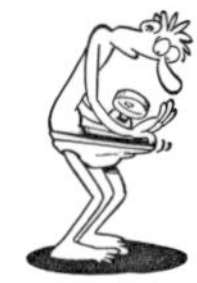

s'imaginent, entre autres, que leur sexe peut être « tordu » comme leurs pensées. Pourtant, il n'est jamais venu à l'idée de personne de dire que tous les don juans ont le sexe dévié à force de s'en servir. Pourquoi l'acte solitaire aurait-il ce pouvoir ?

Je mets souvent du temps à avoir des érections. Dois-je me faire soigner ?

Il n'y a pas de temps standard pour une érection. Celle-ci peut être instantanée ou prendre quelques minutes. Une image suggestive ou une jolie fille n'entraînera pas forcément une réaction, *a fortiori* une réaction immédiate. D'ailleurs, plus on s'obnubile sur son érection, plus elle risque de tarder.

J'ai tout le temps des érections. Parfois c'est gênant, puis-je les supprimer ?

Les érections qui déconcertent sont surtout celles qui surviennent en dehors d'un contexte sexuel (à la piscine, en cours de maths, etc.). Pourtant, ces réactions sont plutôt un signe de bonne santé, il n'y a donc pas à les supprimer mais à les assumer avec... humour (« Je bande ? C'est la preuve que je suis un vrai mâle, non ? »). Curieusement, l'ennui fait aussi avoir des érections. L'esprit s'évade, il vagabonde vers des pensées plus excitantes. L'angoisse peut aussi en provoquer, parfois même suivies d'éjaculations (en plein examen, par exemple). La tension nerveuse est telle qu'elle s'évacue de cette manière-là. Tout cela est très naturel, il n'y a pas à s'en inquiéter.

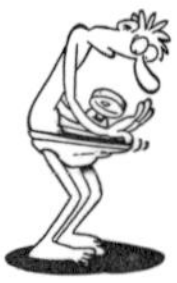

Est-il habituel de ne pas avoir d'érection le matin ?

En général, les hommes ont des érections matinales spontanées et involontaires. Parfois, elles surviennent juste avant le réveil, voilà pourquoi elles passent inaperçues ensuite. Il peut aussi arriver que les érections disparaissent momentanément au cours d'un chagrin d'amour ou en période de grand stress. La tête est ailleurs et le corps n'y est plus non plus. Il n'est donc pas obligatoire d'avoir le sexe dur tous les matins.

Quel est en moyenne le volume de sperme émis ?

Trois centimètres cubes environ, ce qui représente l'équivalent d'une cuillère à café. Mais si on a eu plusieurs éjaculations dans la journée ou la veille, il y en a forcément moins la fois suivante..., parfois même il ne sort qu'une simple goutte. Il faut trois jours pour que l'éjaculat complet se reconstitue.

Quand j'éjacule, le sperme ne gicle pas. Pourquoi ?

Chez les adolescents, il y a généralement un jet de sperme (visible en cas de masturbation). Avec le temps, chez l'homme adulte, la pression diminue et le jet s'amenuise. Ce dernier est associé aux contractions de l'urètre (canal qui achemine le sperme vers l'extérieur). Plus les masturbations ou les rapports sexuels sont rapprochés, plus le jet s'affaiblit. Un conseil : ne pas se laisser impressionner par les performances des stars du porno.

J'ai des poils un peu partout, est-ce un signe de virilité ?

L'hormone mâle est la clé de la pilosité. Tous les adolescents possèdent les mêmes récepteurs hormonaux et reçoivent les mêmes qualités d'hormones. Alors, pourquoi ces différences ? Parce que chaque être humain a sa réceptivité propre, sa sensibilité particulière aux hormones. D'où des densités plus ou moins importantes du système pileux et des répartitions différentes sur le corps.

La génétique intervient sûrement dans la cartographie des poils, de même que l'origine géographique et l'appartenance ethnique. Dans certaines familles, on est poilu de père en fils, les Méditerranéens sont plus velus que les Scandinaves ; inversement, les Asiatiques et les Esquimaux sont imberbes sans pour autant manquer de virilité.

J'ai 15 ans et je ressemble encore à un petit garçon. Vais-je grandir tout d'un coup ?

Il peut très bien s'agir d'un retard de puberté. Ce qui compte, ce n'est pas l'âge réel (celui de sa naissance), mais son âge biologique. Pour le connaître, le médecin mesurera l'âge osseux en pratiquant une simple radio au niveau du poignet. Si l'âge osseux est inférieur à l'âge réel, c'est qu'on a de la marge, son corps est encore immature et se comporte comme s'il n'avait que 10 ou 11 ans. Donc, pas de raison de s'affoler, tous les événements de la puberté se déclencheront en temps et en heure, quand son corps aura 12 ou 13 ans d'âge osseux. Au final, à 18 ans, sans le moindre traitement médical, on sera comme tous les autres garçons de son âge, malgré « le retard à l'allumage ». En revanche, si la radio donne un âge osseux qui correspond à son âge réel, c'est peut-être qu'on souffre d'un petit manque d'hormones mâles, qu'il sera possible de traiter en prenant de la testostérone. Mais c'est au médecin d'envisager toutes les possibilités grâce à différents examens.

Le retard pubertaire – comme la précocité d'ailleurs – est souvent d'origine génétique. Il n'est pas rare qu'un père qui a eu sa puberté à 16 ans (ou à 10 ans) transmette cette caractéristique à son fils.

J'ai de la poitrine et cela me gêne

La génétique a, ici encore, son mot à dire ; elle n'est pourtant pas la seule explication. Les adolescents ont de manière assez fréquente un gonflement des seins au début de la puberté. Dans leur jargon, les médecins parlent de gynécomastie. Si le gonflement demeure discret, il a de fortes chances de disparaître spontanément dans l'année qui suit ou dans les deux ans. S'il est plus marqué, il peut subsister partiellement ou totalement.

L'excès de poids est un facteur favorisant. En effet, les réserves de graisses se transforment en partie en œstrogènes, des hormones qui féminisent la silhouette et agissent à distance au niveau des seins.

J'ai encore une toute petite voix à 18 ans. Que puis-je faire ?

Alors que la puberté est parfaitement normale, la voix peut rester très aiguë. Il faut alors consulter un médecin spécialisé, le phoniatre. Les raisons de ce décalage entre le corps et la voix (appelé « mue faussée ») sont souvent d'ordre psychologique ; parfois, il s'agit d'un refus de grandir, un peu comme si la voix s'accrochait aux derniers vestiges de l'enfance. Quelques séances d'exercices précis permettent le plus souvent de guérir de manière spectaculaire.

La voix enfantine n'a rien à voir avec des tendances homosexuelles, c'est souvent une inquiétude que l'on a sans oser l'avouer. Si c'était le cas, la plupart des homosexuels auraient la voix haut perchée, ce qui, bien sûr, n'est pas vrai.

Chapitre 3

Les (petites) maladies de garçons

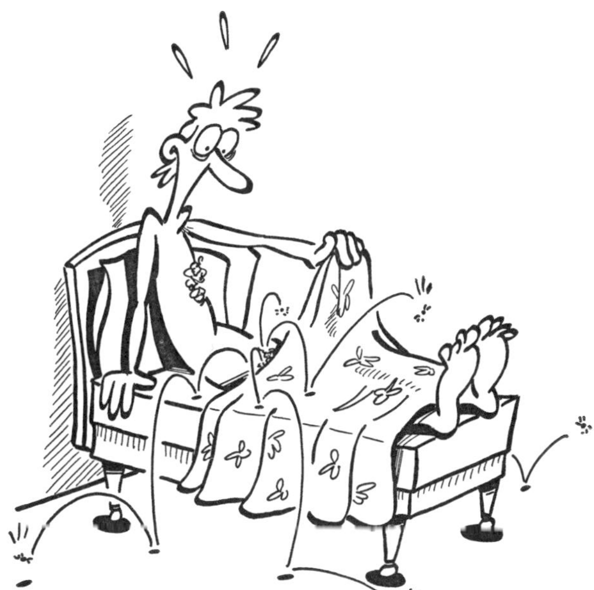

Certaines maladies de la zone génitale inquiètent beaucoup les ados (douleur violente dans les testicules, brûlures, douleurs au niveau du prépuce, etc.), mieux vaut alors s'adresser rapidement à un médecin pour lever les doutes et mettre en route un éventuel traitement. Il n'y a pas de honte ni de pudeur à avoir, les médecins sont précisément là pour cela.

L'arbre qui cache la forêt

Parfois, le problème avoué en consultation est un peu « l'arbre qui cache la forêt ». On parle de son trouble physique, mais en fait, ce qui se joue au niveau inconscient n'est-il pas le plus important ? Angoisse à l'idée de faire l'amour pour la ou les premières fois, inquiétude de ne pas être à la hauteur, peur de ne pas être conforme au plan anatomique pour passer le pas ? Là encore, la visite médicale permet bien souvent de se rassurer.

Les petites maladies de la verge ou des testicules

▸ Phimosis

Lorsque le prépuce a un orifice trop étroit, il est difficile de le faire coulisser afin de décalotter le gland. C'est gênant non seulement au cours de la toilette, mais aussi en cas de rapports sexuels. Des saignements abondants peuvent parfois survenir. Heureusement, ils sont sans gravité. Un simple geste chirurgical permet d'élargir une fois pour toutes l'orifice. L'intervention dure quelques minutes. En cas de phimosis important, le médecin peut proposer une circoncision. Pas d'affolement, il s'agit simplement de retirer le prépuce, donc un bout de peau. Cela dit, cette intervention ne doit pas être pratiquée à la légère chez tout le monde.

Pour certains, le mouvement du prépuce sur le gland sert de déclencheur au plaisir, sa disparition peut alors être vécue de manière négative. Le chirurgien se contentera d'élargir notablement l'orifice sans ôter le prépuce.

▸ Verge tordue

Chez les ados, la verge déviée résulte presque toujours d'un (petit) problème mécanique, alors que chez les hommes de plus de 40 ans, il peut s'agir d'une vraie maladie, avec d'autres signes associés. Le plus souvent, la verge est légèrement orientée à gauche ou à droite à cause du frein qui retient le prépuce trop court et trop serré. Le traitement consiste à sectionner le frein, au moyen d'un geste chirurgical encore plus rapide que pour le phimosis.

▸ Verge trop petite

Beaucoup d'hommes se plaignent de ne pas être gâtés par la nature, heureusement à tort, puisque leur organe est parfaitement acceptable. Pour les autres, ceux qui ont un réel problème médical, la verge trop petite (inférieure à 7 cm au repos) s'explique par un défaut d'hormone mâle, dû aux testicules qui fonctionnent au ralenti. Si la puberté n'est pas achevée, il suffit de fournir les hormones manquantes pour que tout entre dans l'ordre ; si elle est achevée, une intervention chirurgicale reste possible, quoique exceptionnelle. Le procédé en est astucieux : comme on ne peut rallonger la verge elle-même, le principe va consister à désinsérer les ligaments qui la maintiennent collée au pubis. Ainsi, avec un arrimage plus léger, la verge paraîtra plus longue de deux centimètres en moyenne.

▸ Priapisme

La verge se durcit sans raison et reste en érection prolongée durant quelques heures. Au début, ce n'est pas douloureux, mais surprenant. Pourtant, au bout de six heures, cela devient dangereux, car si on ne fait rien, il y a un sérieux risque d'impuissance. Normalement, en cas d'érection rebelle, une bonne douche froide ou des glaçons appliqués au niveau du pénis provoquent localement un resserrement des vaisseaux sanguins, donc un dégonflement; le jogging est aussi très efficace puisqu'il entraîne un appel de sang au niveau des muscles des jambes, ce qui vide le pénis. Le priapisme, hélas, résiste à ces remèdes classiques. Mais, rassurez-vous, les adolescents ne connaissent ce genre de surprise que s'ils se sont injecté dans la verge des produits trop dosés pour la maintenir en érection (ce qui est exceptionnel). Les antidotes existent: ce sont des comprimés ou des injections de produits qui font très rapidement baisser la pression au niveau de la verge.

▸ Penis captivus

Rien que le nom fait froid dans le dos! Heureusement, dans la vraie vie, ce problème est plus que rare. Ici, le pénis reste piégé dans le vagin de la partenaire. On imagine la panique qui s'ensuit. Soudé comme des siamois, le couple parvient à atteindre le téléphone et à lancer un SOS très embarrassant au médecin. Pour éviter d'en arriver là, un remède implacable, à faire soi-même : le toucher rectal. Le garçon doit mettre son doigt dans le rectum de la fille (autrement dit dans ses fesses), ce qui provoque un réflexe et un relâchement des muscles qui entourent le vagin et qui retenaient le pénis prisonnier.

▸ Traumatisme

Un violent coup au niveau de la verge ou des bourses peut entraîner un bleu étendu, voire rompre l'urètre ou briser les corps caverneux. Au moindre doute, pas d'hésitation, mieux vaut consulter pour vérifier que tout est OK (plutôt que KO). Une échographie sera parfois demandée. En attendant de voir le médecin, on peut commencer par appliquer un glaçon au niveau de l'hématome ; l'inflammation locale sera ensuite traitée à l'aide d'anti-inflammatoires. Si l'érection revient normalement au bout de quelques heures ou de quelques jours, c'est que tout fonctionne. Si la douleur persiste plus de trois ou quatre jours, qu'elle empêche de marcher normalement, de s'asseoir ou de dormir, il faut (re)voir le médecin.

▸ Brûlures, picotements, inflammations

Ces signes sont souvent la conséquence d'une infection, en l'occurrence d'une maladie sexuellement transmissible à traiter (voir p. 131). Chez certaines personnes, il peut se produire ce phénomène paradoxal : des mois (voire des années) après l'infection, et alors que les microbes ont complètement disparu, le nerf qui innerve la verge ou les testicules peut rester sensible et douloureux. On n'est pas infecté, donc plus contagieux, mais on a toujours mal. Il est important de consulter un médecin.

▸ Torsion du testicule

Une douleur brutale et intense au niveau des bourses est une urgence médicale. Les testicules sont deux boules suspendues dans les bourses. Ils sont soutenus par un cordon (fait de vaisseaux sanguins qui le nourrissent et de fibres). Si le testicule pivote, le cordon se tord et le sang n'arrive plus à destination. On dispose de quelques petites heures pour intervenir chirurgicalement. Au-delà, il y a risque de mort du testicule par manque d'oxygène.

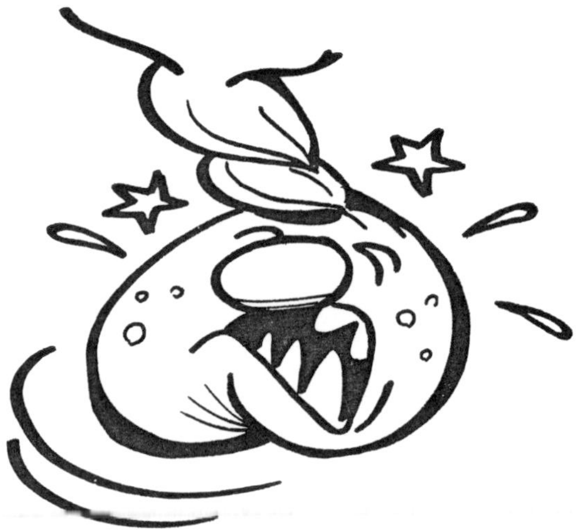

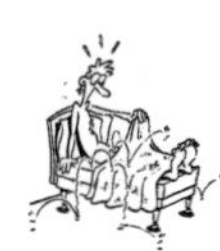

Un seul testicule

Le fait d'avoir un testicule en moins n'est pas un handicap médical ou sexuel. On peut non seulement avoir une fertilité tout à fait normale (le testicule présent travaille pour deux), mais aussi une sexualité épanouie. Le seul problème peut donc être d'ordre psychologique, selon l'idée que l'on s'en fait et la manière dont cela a été vécu et expliqué par ses parents.

Orchite et oreillons

Tous les garçons le savent : attraper les oreillons lorsqu'on est encore enfant est plutôt une chance. Au moins, « on les a eus ». En revanche, les oreillons à l'adolescence ou à l'âge adulte peuvent s'accompagner simultanément d'une infection d'un ou des deux testicules (orchite), qui pourrait compromettre la fertilité à venir. Mais aujourd'hui, presque tous les garçons sont vaccinés puisque le ROR (vaccin contre la rougeole, les oreillons et la rubéole) est exigé à l'entrée en crèche ou en maternelle. Un rappel est prévu à 12 ans. Si l'on n'a pas été vacciné et qu'autour de soi, un enfant est malade, éviter son contact. L'incubation dure 21 jours. Si on attrape les oreillons malgré tout, pas de panique, le médecin peut injecter des substances qui atténueront l'attaque des virus (gamma-globulines).

Qui consulter ?

Habituellement, on s'adresse au médecin que l'on connaît et en qui on a confiance : son généraliste ou son pédiatre. Le problème, c'est qu'en matière de sexualité ou de questions intimes, on est subitement moins bavard de crainte qu'il ne répète tout aux parents. Sachez que tout médecin est tenu par le secret professionnel, il ne doit donc pas divulguer ce qui est dit au cours de la consultation. Au besoin, n'hésitez pas à le lui rappeler.

Si le motif de la consultation dépasse ses compétences, il pourra renvoyer à un spécialiste : l'andrologue ou l'urologue.

Qui fait quoi ?

L'andrologue est un peu le « gynécologue de l'homme ». C'est le médecin des questions sexuelles masculines et de la contraception. Il s'intéresse aux maladies de la verge, aux problèmes hormonaux, aux troubles de la sexualité masculine et aux problèmes psychologiques associés.

L'urologue est le spécialiste de l'appareil urinaire. Comme, chez l'homme, cette structure est située au niveau de l'appareil génital, il est parfois sensibilisé aux questions qui s'y rapportent et les traite aussi. L'urologue est un chirurgien, susceptible d'opérer si nécessaire.

La première fois chez un spécialiste

La consultation débute par une discussion qui permet d'établir le dossier médical (âge, poids, taille, début de la puberté, etc.) et de dégager le problème qui a conduit à consulter. Le dialogue s'instaure, on peut poser ses questions.

Vient le moment de l'examen andrologique, avec auscultation de la verge et des testicules afin de repérer d'éventuelles anomalies (au niveau de la consistance, de la forme, de la taille, etc.). Cet examen n'est absolument pas douloureux et ne doit pas gêner. Il est suivi de l'examen de la pilosité et du thorax.

À partir de là, il est fréquent de poser de nouvelles questions (« Tiens, cette tache noire sur le pénis est-elle normale ? », « Je transpire beaucoup, y a-t-il des solutions ? », etc.). Dans la majorité des cas, tout est « anatomiquement » normal. Parfois, un petit traitement est nécessaire. Mais, comme c'est souvent le cas, ce n'est que le premier pas qui coûte.

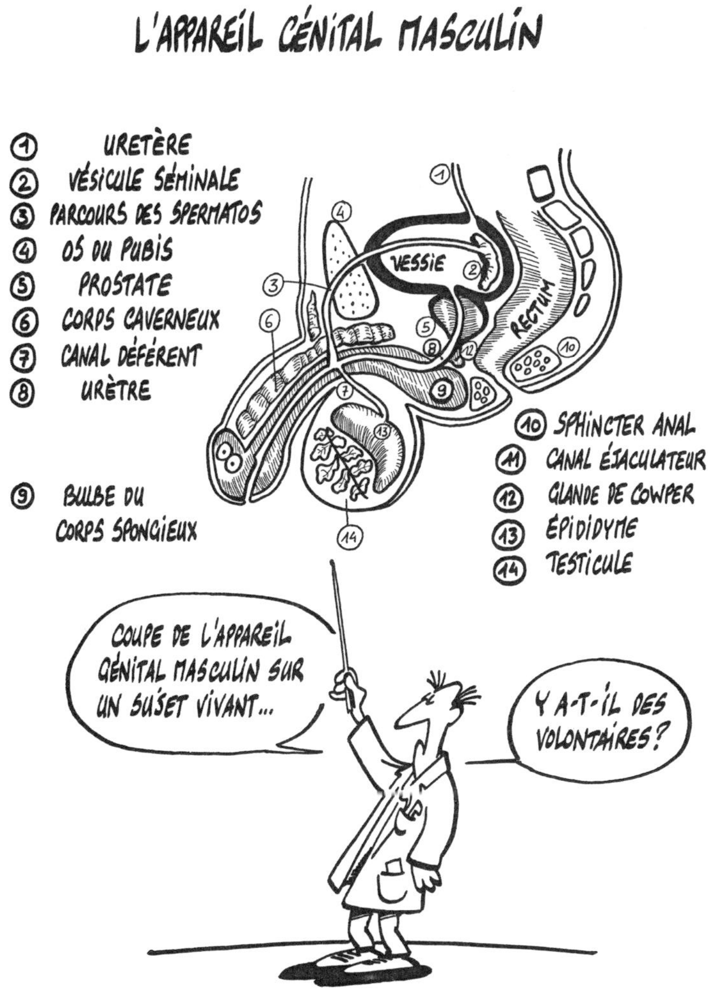

Chapitre 4

L'amour, ça s'invente ?

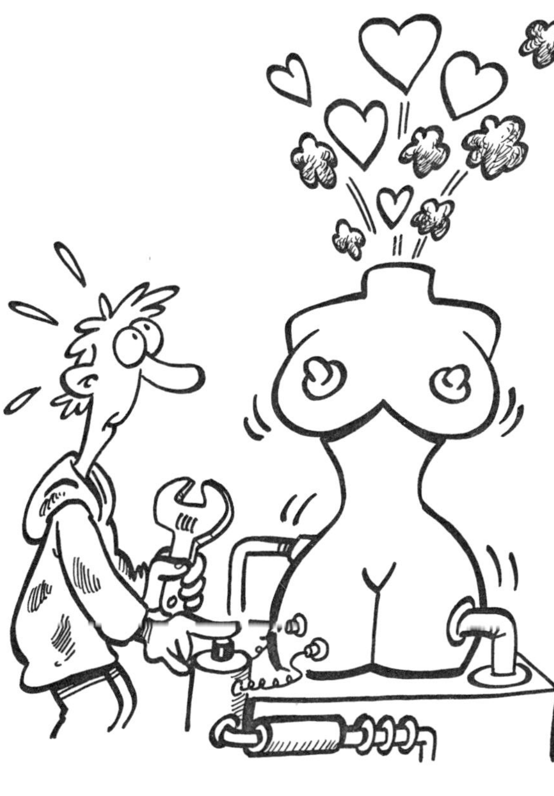

J'aime les filles

Vous êtes-vous jamais posé cette question : pourquoi, à la puberté, les filles deviennent-elles soudain un sujet de préoccupation essentiel au point que certains se découvrent une âme de chasseur ? Auparavant, les garçons n'y pensaient pas spécialement, en tout cas, pas de cette manière-là. Ils étaient plutôt mieux entre eux et seuls les copains avaient droit de cité à la maison. Alors, à quoi rime ce grand chambardement ?

Avec la puberté, toute la « logistique » est mise en place pour la sexualité adulte, le plaisir et la procréation. C'est une question de survie de l'espèce : il faut se reproduire. Le cerveau lui-même a été sexualisé en profondeur par les hormones mâles, ce qui va avoir des conséquences aux plans psychologique, émotionnel et affectif. Les filles deviennent attirantes, désirables ou, au minimum, dignes d'intérêt. Et les fantasmes vont bon train.

Les hormones mâles comme la testostérone sont sécrétées tous les jours. Ce sont de véritables hormones du désir ; la preuve, lorsqu'on n'en fabrique pas assez, l'intérêt sexuel – appelé la libido – diminue. La testostérone participe aux fantasmes et à l'érotisation. Cela dit, l'Homme n'est pas un animal comme les autres, son esprit est capable à lui seul de créer du désir ou de le réprimer.

C'est un beau roman, c'est une belle histoire

La sexualisation des comportements démarre en fait très tôt, mais de manière silencieuse. À 3 ou 4 ans déjà, les petites filles jouent plutôt à la poupée et les petits garçons, plutôt à la guerre, aux voitures ou au ballon.

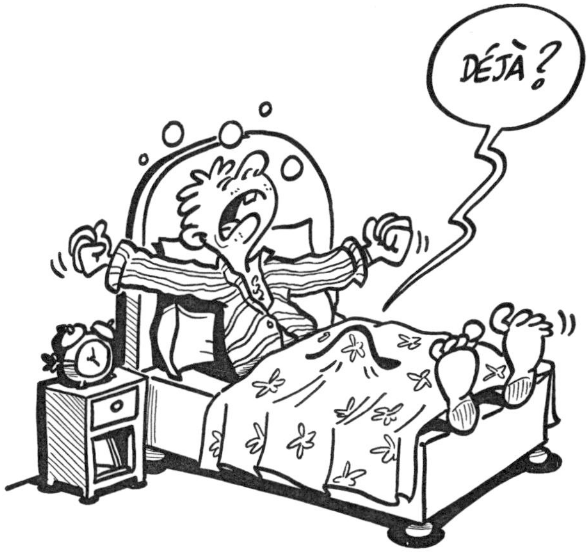

L'ÉVEIL DE LA SEXUALITÉ

Elles sont déjà dans le maternage ; les garçons, dans l'action, le défi et la compétition. Tout le monde se retrouve pour jouer « au docteur » ou pour s'amuser comme « papa et maman ». L'identité sexuelle se construit ainsi, par le jeu et l'imitation, en testant le rôle que l'on occupera plus tard.

À l'adolescence, le phénomène s'accentue nettement. La famille n'est plus le centre d'intérêt principal, c'est la bande et les copains qui occupent cette place. Dès l'âge de 12 ou 13 ans, les filles se mêlent aux garçons. Les couples commencent à se former. « On sort avec... » Le plus souvent d'ailleurs, il n'est pas encore question de sexe. On s'embrasse, puis on se caresse et on se découvre mais... rarement en dessous de la ceinture. Pourtant, les pulsions existent fortement. Côté masculin, les érections se multiplient spontanément et la masturbation devient plus régulière. Pour la première fois, le garçon réalise vraiment que son pénis n'est pas seulement « un robinet », mais une source évidente de plaisir. Cette constatation s'accompagne de fantasmes et de rêveries autour d'images concrètes, prenant souvent le visage d'une fille de sa classe ou de la bande. Vous avez sans doute observé tout cela…

Les premières expériences développent une confiance en soi. On découvre le sentiment d'être amoureux, le bonheur d'être aimé à son tour, de se comprendre sans se parler. On possède un double de soi, avec qui on peut enfin s'exprimer d'égal à égal, sans rapports de force comme dans sa famille ou comme dans la bande. À côté de cela, sans le savoir, on consolide son identité sexuelle et on se sent vraiment un homme.

Le calendrier de la découverte amoureuse

Deux sociologues du CNRS ont épluché pendant plusieurs années la sexualité de 6 000 jeunes de 15 à 18 ans, issus des cités comme des milieux les plus bourgeois, à Paris comme en province. Résultat, l'étude ACSI (Analyse du comportement sexuel des jeunes, 1994) bouscule les idées reçues. Le parcours amoureux des ados n'a plus rien à voir avec celui de leurs parents qui avaient 20 ans en Mai 68, même si l'âge du premier rapport sexuel demeure le même. Ces données chiffrées vous paraîtront peut-être un peu froides, surtout s'agissant d'expériences amoureuses, mais elles ont le mérite de donner des points de repère.

Je ne suis pas dans la moyenne !

Les chiffres issus des statistiques ne sont pas des normes auxquelles il faut « coller » absolument. Ils doivent être relativisés. Il n'est pas obligatoire de « rouler sa première pelle » à 13 ans ou de passer aux « travaux pratiques » à 17 ans. On n'est pas un demeuré parce qu'on a un peu de retard. On n'est pas non plus un obsédé ou une bête de sexe parce qu'on est un peu en avance sur la moyenne nationale. L'important, au fond, c'est de le faire avec la bonne personne, au bon moment... et sans mauvaise conscience.

▸ Le premier baiser

Il est donné vers l'âge de 13-14 ans (15 ans et demi pour la génération des parents). On peut sortir avec une fille le temps d'une soirée, un jour ou deux, une semaine, peut-être deux, si c'est du sérieux.

De toute façon, disent les statistiques, on ne couchera pas avec sa première copine, ni avec les suivantes. On se contentera d'embrasser. Les caresses viendront deux ans après, en moyenne. Cette longue période d'amitiés amoureuses, de baisers-caresses, durera au total trois ou quatre ans. Elle permet d'apprivoiser le contact avec le sexe opposé, apprend à s'aborder, à se séduire, à s'aimer et à se quitter.

Les filles craquent de préférence pour le copain de classe ou de la bande qui deviendra « le petit copain », tandis que les garçons font de leurs « ex-petites copines » leurs amies, une fois qu'ils ne sortent plus avec.

♂♀

Pourquoi les filles cherchent le prince charmant, et les garçons la femme idéale ?

Ces contes qui ont forgé notre imaginaire d'enfant vont bien au-delà de la simple historiette. Ils sont l'image et la traduction idéalisées de toute existence. Le prince charmant est un sauveur. Mais que sauve-t-il ? L'époque n'est guère aux princesses enfermées dans leur tour d'ivoire… Eh bien, il sauve les rêves, les désirs, les souhaits de la jeune fille endormie, empêchés par les interdits et par l'éducation. La princesse est en difficulté et le prince vient lui rendre justice ou lui redonner confiance.

Si le mythe existe avec une telle force, c'est aussi à cause du fameux complexe d'Œdipe décrit par Freud. Complexe, en psychologie, ne signifie pas malaise physique mais conflit psychique. Celui-ci apparaît dans l'enfance, entre 3 et 7 ans environ. Un vrai drame qui se joue à trois personnages : le père, la mère et l'enfant. Le petit garçon est amoureux de sa maman et veut l'épouser (pour la petite fille, c'est de son papa). Cet amour est impossible, donc interdit. De là, naît une rivalité avec le parent de sexe opposé et une souffrance, mais une souffrance nécessaire pour grandir. S'il n'avait subi ce premier échec, comment l'enfant pourrait-il désirer ailleurs ? Cette insatisfaction et cette frustration (non perçues de manière consciente) vont lui servir d'aiguillon dans l'existence et lui permettre d'attendre la Princesse (ou le Prince). Bien sûr, aucun adolescent ni adulte ne garde de souvenir précis de cette première histoire d'amour avec son parent (sauf en psychothérapie) ; cette amnésie touche chacun de nous, elle est nécessaire pour avancer dans la vie et se détacher de ses parents.

La première « séparation » entre le garçon et sa mère a des conséquences sur sa vie amoureuse future et même ses choix. S'il n'a pas été satisfait de la façon dont la séparation s'est opérée, il peut très bien choisir inconsciemment une femme qui lui ressemble (même intonation de voix, mêmes rondeurs, même douceur, même humour, même autorité, etc.) ou, au contraire, succomber à une femme à l'opposé de sa mère : « Tout sauf maman ».

La « première fois »

Elle a lieu vers 17 ans et 3 mois pour les filles, 17 ans et 6 mois pour les garçons, le plus souvent en vacances. Entre 15 et 18 ans, la moitié des jeunes auront déjà fait l'amour. Les filles préfèrent s'abandonner à des garçons plus mûrs (de trois ans environ), donc plus expérimentés. Alors, vers qui se tournent les garçons ? Pour le savoir, lisez le chapitre « L'amour : avant, pendant, après », p. 85.

Les filles font souvent attendre les garçons avant de franchir le pas. C'est pour elles une épreuve de vérité, la preuve que le sentiment amoureux existe, qu'il est fort et sincère, plus fort encore que la frustration de l'attente. Avec le temps, naît la confiance nécessaire. Comme on se connaît mieux, on sait à quoi s'attendre, enfin, si on a beaucoup attendu, on peut espérer que cette première histoire va durer plus longtemps.

Amoureux ?

6 filles sur 10 rattachent l'acte sexuel aux sentiments et doivent se croire un minimum amoureuse pour passer à l'acte. Certaines se disent que, si elles ne donnent « rien » de concret, leur ami ira « voir ailleurs », pour vivre une aventure sexuelle plus engagée. Elles franchissent aussi ce cap pour d'autres raisons : par désir sexuel ; parce qu'il « faut le faire », les copines l'ayant déjà fait ; pour la transgression de l'interdit ; par provocation à l'égard des parents ; pour affirmer leur pouvoir de séduction. Pour toutes ces raisons à la fois...

Côté garçon, pour 6 d'entre eux sur 10, l'impulsion de départ est avant tout le désir, la curiosité ou l'envie d'épater les copains. L'envie aussi de se prouver à soi comme aux autres sa virilité. La partenaire est souvent du même âge.

La première relation dure un mois, avec deux à trois rapports sexuels. Contrairement aux apparences, celle-ci est souvent basée sur la fidélité. Une seule fille à la fois en principe. Cela ne signifie pas que l'on se soit juré l'amour pour toujours. On aime de manière transitoire et répétitive.

Les garçons ne pensent qu'au sexe, et les filles à l'amour ?

Quelqu'un a dit : « Pour être aimée, une femme est prête à tout, même à faire l'amour ; pour faire l'amour, un homme est prêt à tout, même à aimer. » Confirmé par Clément, 16 ans, cité dans l'enquête parue dans *L'Express* « Vos enfants et l'amour » (25.01.2001) : « La première fois, c'est plus important pour une meuf que pour un gars. À partir de 15 ans, si une occasion se présente, un mec n'hésite pas longtemps. Tandis que, pour une fille, c'est comme un jardin secret qu'elle n'a jamais ouvert à personne : elle n'y fera pas entrer n'importe qui. » Il y a sans doute du vrai là-dedans. Cela dit, si l'on s'en tient aux chiffres cités, 38 % des garçons se disent quand même amoureux la première fois, ce qui n'est pas négligeable ! Et 30 % des filles avouent ne pas l'être.

L'important, c'est que chaque relation est unique et n'a que faire des moyennes statistiques. Par ailleurs, rien ne prouve que le sentiment ne viendra pas au fil du temps ou au cours des relations suivantes. Beaucoup de garçons revendiquent la tendresse et l'amour. Tout est parfois question d'instant ou de rencontres. Il y a sans doute des moments où l'on est amoureux, d'autres où l'on désire physiquement. Entre ces deux cas de figure, tout est possible, comme le montre ce témoignage d'Adrien (15 ans) : « Je sors avec deux filles à la fois. J'ai du désir pour les

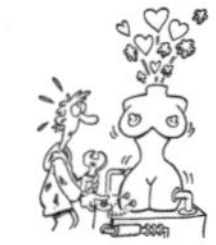

deux, mais celle dont je suis amoureux ne me donne pas confiance et me stresse, tandis que celle que je n'aime pas ne me fait pas du tout peur et avec elle, je me sens bien. »

♂♀

Qu'est-ce qui t'attire surtout chez une fille/chez un garçon ?

Côté garçons	*Côté filles*
La beauté : 89 %	**La gentillesse : 83 %**
La gentillesse : 72 %	*La confiance : 74 %*
La confiance : 54 %	*L'humour : 69 %*
L'intelligence : 49 %	*La beauté : 63 %*
Pouvoir parler ensemble : 48 %	*Pouvoir parler ensemble : 63 %*
L'humour : 44 %	*L'intelligence : 34 %*
La façon de s'habiller : 33 %	*La façon de s'habiller : 33 %*
L'originalité : 26 %	*L'originalité : 29 %*
Qu'elle ait les mêmes idées que moi : 17 %	*Qu'il ait les mêmes idées que moi : 16 %*

Source : sondage réalisé par l'Institut ABC+ pour L'Express *et* Science & Vie Junior *sur 618 jeunes de 13 à 18 ans en novembre 2000.*

Amoureux ou simplement attiré ?

Il n'y a pas de preuve, ni aucun dosage hormonal, heureusement, pour le savoir ! On peut dire de manière très simple que l'amour existe lorsque celle qu'on aime occupe tout son esprit : « Matin, midi et soir, en classe, au foot, en écoutant de la musique, je ne pense qu'à elle, je ne vois qu'elle », « Pour la voir une heure, j'ai traversé tout Paris en métro », « J'ai eu le coup de foudre, depuis, je n'avale plus rien, je ne mange plus de chocolat, et je m'ennuie avec mes copains ». Pour tout dire, on ne s'imagine pas vivre sans elle.

L'attirance physique, c'est autre chose, on a envie d'une fille, mais cela n'empêche pas d'en désirer une autre et de penser à autre chose ensuite. C'est un sentiment plus léger...

Ça veut dire quoi, pour toi, être amoureux ?

- *Aimer quelqu'un, éprouver des sentiments forts : 60 % (65 % pour les filles) ;*
- *Vivre quelque chose d'extraordinaire : 10 % (11 % pour les filles) ;*
- *Faire des choses ensemble : 8 % (14 % pour les filles) ;*
- *Ressentir un manque si l'autre n'est pas là : 7 % (15 % pour les filles) ;*
- *Se sentir bien, être heureux : 6 % (11 % pour les filles) ;*
- *Quand on est amoureux, c'est dur quand ça se termine : 73 % (89 % pour les filles) ;*
- *Le vrai amour, ça dure longtemps : 75 % (73 % pour les filles).*

Source : sondage L'Express-Science & Vie Junior *(2000).*

Est-il normal de se séparer très vite ?

Il n'y a pas de norme en ce domaine, on peut rester longtemps avec sa copine comme on peut s'en séparer au bout d'une soirée (ce qui est plus fréquent au début de sa vie amoureuse). De la même manière que l'on a besoin d'apprendre son corps, il faut bien apprendre l'amour. Voilà pourquoi les petites amies défilent à un rythme parfois très rapide. On (se) teste, on essaye, on s'entraîne. Avec l'une, c'est le premier baiser, avec la seconde, le baiser plus la langue, avec la suivante, les caresses au-dessus de la ceinture, puis au-dessous, etc. Les réflexions et

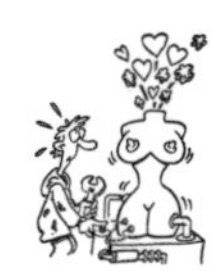

remarques faites par l'une serviront avec la nouvelle conquête... Les parents – lorsqu'ils sont au courant de ces valses hésitations – se désolent de cette infidélité chronique ou s'en amusent. Mais, à l'adolescence, ce manège amoureux n'a rien de futile. Il finit par donner une vraie maturité dans ce domaine. Grâce aux expériences renouvelées, grâce à la « préparation » psychologique, affective et émotionnelle, on devient capable de tomber amoureux plus sereinement et plus longuement à l'avenir. On gagne en assurance. On apprend parfois à dire « je t'aime » (déclaration essentielle pour les filles qui ont besoin de l'entendre plutôt que de le deviner !) et on laisse au placard sa pudeur ou sa crainte du ridicule aux yeux de la bande.

C'est normal d'avoir plusieurs petites amies en même temps ?

Avoir plusieurs histoires simultanées rejoint un peu la question précédente, c'est la manière que choisissent les séducteurs pour apprendre plus vite. Avec l'une, ils découvrent telle facette du désir, avec l'autre tel sentiment ou telle expérience. Peu à peu, les pièces du puzzle s'emboîtent. Et, reconnaissons-le, quel bonheur d'être aimé par plusieurs filles d'un seul coup. Le regard de l'autre permet de s'aimer soi-même et de se sentir bien dans sa peau. Lorsqu'on démarre sa vie amoureuse, il peut être tentant de tester toutes les situations. C'est après seulement, avec le temps, qu'on mettra de l'ordre dans ses sentiments, qu'on établira des priorités et évaluera aussi les conséquences de ses actes. L'infidélité peut aussi conduire à la perte de confiance et à la rupture, on l'apprendra à ses dépens.

Qui doit faire les premiers pas ?

Il n'y a pas de règle. Tout dépend du contexte, de sa timidité, de la fille avec qui l'on souhaite sortir. Le sondage pour *L'Express-Science & Vie Junior* déjà cité montre que, selon les garçons, ce sont plutôt eux qui font les premiers pas (47 %), plutôt les filles (15 %), plutôt les deux (38 %).

Mais, à l'heure de l'égalité homme-femme, il reste très dur de bien draguer sans risquer de « se faire jeter ». Les filles sont exigeantes. Pour plaire, il faut à la fois « assurer » physiquement, intellectuellement et, en prime, faire rire... Il faut du second degré, de l'ironie, bref déployer l'artillerie fine.

Les garçons n'ont pas toujours confiance en eux, surtout devant les copains. Et... ils ne voient pas pourquoi ce serait toujours à eux de faire le premier pas ! Au boulot, les filles !!!

Où, quand, comment les rencontrer et les séduire ?

Sur le lieu des vacances, au bon vieux café, au lycée, à la fac, à la cantine, au boulot, dans les boîtes de nuit, au cours de soirées, et même sur le Net... Chacun avec ses atouts. Il existe cependant quelques valeurs sûres pour engager la conversation. Pour susciter l'intérêt, ne pas brûler ses cartes d'entrée. Un temps d'observation est nécessaire, afin d'évaluer la situation et de laisser le désir s'installer. Un Roméo trop empressé, « transi » de passion, n'est plus séduisant, il se montre esclave de son désir et de ses envies.

En revanche, l'humour et la « tchache » sont très efficaces. Lorsqu'on fait rire une fille, on a accompli la moitié du chemin.

La botte secrète : dire à l'élue qu'on la trouve unique, exceptionnelle, qu'elle ne ressemble à aucune autre, et surtout, ne pas la considérer comme une simple « paire de seins ou de fesses ». Si l'on paraît sincère (et encore mieux si on l'est), on augmente ses chances de réussite.

À ne pas faire : jouer les don juans de bazar, décréter qu'il suffit de « claquer les doigts pour avoir une nana », se vendre comme « un pro du sexe », affirmer pour la flatter « ne sortir qu'avec des canons ». Ça fait un peu trop prétentieux, même si c'est vrai (qu'on ne sort qu'avec des canons !).

Où sont les filles ?

Si vous avez 14 ou 15 ans, vous avez peut-être remarqué qu'il était difficile de sortir avec une fille, tout simplement parce qu'elle était déjà prise. Normal, la concurrence est rude avec les aînés qui raflent tout. Les études prouvent que les filles font l'amour pour la première fois avec un garçon de trois ans plus âgé (son expérience les rassure), il reste donc seulement une fille de votre âge disponible pour deux garçons, alors que chaque fille peut trouver chaussure à son pied. Injuste, cruel, mais mathématique, hélas !

Les scénarios rabâchés

Toutes les entrées en matière sont possibles : « On ne se serait pas déjà rencontrés dans un rêve ? », « T'as de beaux yeux, tu sais », « On prend un café ? », « Il y a quelque chose qui me ferait vraiment plaisir : ton numéro de téléphone » ou, encore plus direct : « T'es trop belle, j'aimerais sortir avec toi. » On n'est pas obligé d'être original, parfois mieux vaut enfoncer les portes ouvertes et clairement déclarer ses intentions. Selon la personne à qui l'on s'adresse, le lieu et l'instant, on la fera éclater de rire et ce sera le prélude à la discussion ou, au contraire, ces propos paraîtront d'une affligeante banalité, voire d'une vulgarité insupportable, et l'on se fera rire au nez. Une chose est sûre : qui ne risque rien n'a rien. Au boulot, les garçons !

♂ ♀

Comment tu fais pour essayer d'attirer l'attention d'une fille/d'un garçon qui te plaît ?

Côté garçons

Faire rire : 68 %

Parler : 63 %

Faire connaissance : 59 %

S'intéresser à ce qu'elle fait : 50 %

Sourire : 50 %

Demander si elle veut sortir avec moi : 48 %

Côté filles

Sourire : 68 %

Faire connaissance : 68 %

Parler : 65 %

Regarder : 59 %

S'intéresser à ce qu'il fait : 55 %

Se faire belle : 50 %

Source : sondage L'Express-Science & Vie Junior *(2000).*

Fantasmer, à quoi ça sert

Le fantasme est un peu une caresse de l'esprit. Il permet d'apprivoiser des situations et des comportements que l'on pense difficiles à maîtriser. On s'autorise tout ce qui, dans la réalité, paraît impensable, impossible à tenter. L'autre utilité du fantasme, un peu comme celle du rêve, est de libérer les tensions sexuelles inassouvies. Il n'y a pas de honte à fantasmer, quelles que soient ses pensées. Toutefois, certaines d'entre elles sont perturbantes, car elles

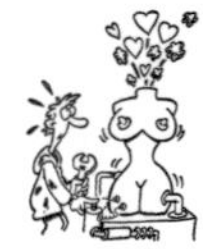

mettent en scène l'homosexualité et la violence, et l'on redoute un éventuel passage à l'acte. Or les fantasmes ne sont pas faits pour être réalisés mais pour fabriquer de l'excitation ou encore revivre ses émotions et ses désirs. Il suffit de fermer les yeux pour recomposer le film de ce qui s'est passé. Les filles fantasment autant que les garçons. Elles ont généralement des pensées plus fleur bleue (un slow dans les bras du prince charmant), ce qui ne les empêche pas de faire preuve, s'il le faut, d'une sacrée imagination.

Faut-il avouer ses fantasmes ?

Certains ont essayé à leurs risques et périls. Toute vérité n'est pas forcément bonne à dire. Nous avons tous un jardin secret, les fantasmes en font partie. Dire à l'autre ce à quoi l'on rêve en secret peut le choquer et créer une grande incompréhension.

Quels sont vos fantasmes ?

Selon le sondage du magazine 20 ans *(1993) : les garçons meurent d'envie de jouer au sandwich avec deux filles, de les attacher au radiateur, de les enduire de miel. Ou encore de faire l'amour sous un flot de champagne, sur un camion de pompiers ou à 4 000 mètres d'altitude. Mais ils n'osent pas toujours le demander (21 % de « réalistes »).*

Le sondage Max-20 ans *(2000) complète ces données sans vraiment les contredire : beaucoup de garçons aimeraient aussi être attachés (37 %), coucher avec une partenaire plus vieille de dix ans (37 % encore), coucher avec un garçon (11 %) et, record absolu, connaître les délices d'une partouze (43 %).*

Chapitre 5

La famille, les copains

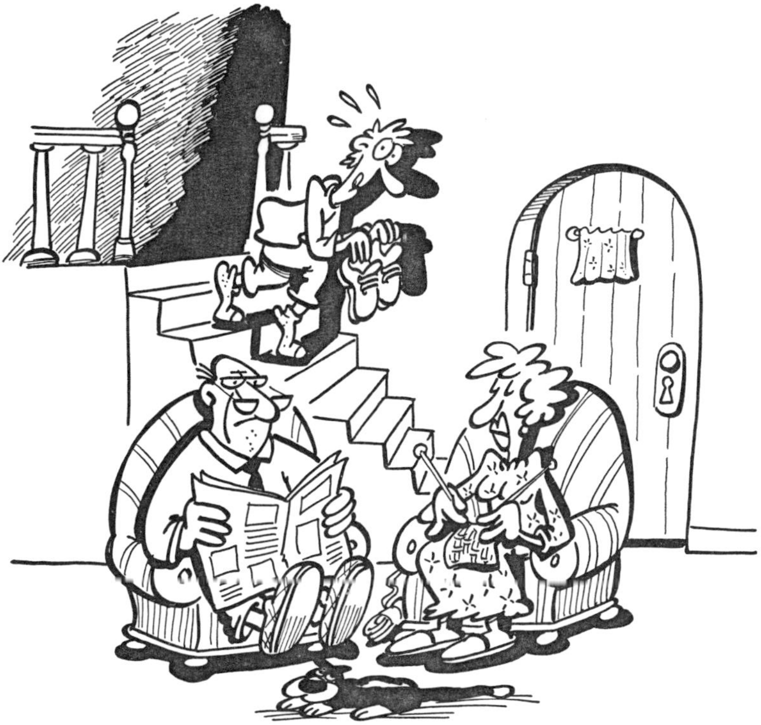

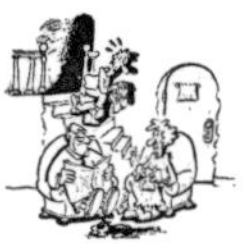

La famille

Avec les débuts de l'adolescence, la vraie vie est ailleurs, loin du cocon familial. Plus rien n'est comme avant. On ose ne plus plaire à *papa-maman* et on affirme ses désirs, ce qui se traduit par des étincelles et des revendications en tout genre.

Look, sorties, copains, filles, musique ou sport occupent désormais la première place. C'est normal, dans l'ordre des choses. Mais, comme toujours, il y a des exceptions : certains ados n'osent pas « sortir du rang », ils rongent peut-être leur frein ou rêvent de passer un jour à l'action. Ceux-là feront leur « crise d'adolescence » à l'âge adulte...

Cela dit, vous êtes-vous jamais demandé comment les parents vivaient ces transformations, comment ils ressentaient cette nouvelle et peut-être dernière rupture du « cordon ombilical » ? Pour une fois, mettez-vous à leur place, vous comprendrez un peu mieux certaines de leurs réactions...

▸ Ils ne sont plus des héros

Les parents élèvent leur enfant, l'accompagnent à chaque moment important de son existence et certains prétendent même « n'avoir vécu que pour lui ». Puis, tout naturellement, au collège puis au lycée, les centres d'intérêt changent, les confidences s'espacent, les sorties se multiplient. Les parents répètent à leur ado : « Tu n'es pas à l'hôtel ! », il répond : « Je ne suis pas votre esclave ! » Tout est prétexte à discussion, négociation, argumentation, remise en question, opposition... Épuisant !

Même si les parents comprennent l'attitude de leur ado, ils ont un peu la nostalgie de ce temps où leur « bébé » était complice et... facile à manier ; où il les admirait gratuitement, et sans condition (« Mon papa, il est plus fort que le tien », etc, etc). Voilà qu'à présent, les parents ne sont plus des héros et que leur avis peut être discuté, critiqué, voire ignoré.

C'est en s'opposant que l'ado se sent exister. C'est en trouvant sa propre place qu'il devient lui-même, donc forcément différent de ses parents. Cette étape d'affirmation de soi se fait plus ou moins en douceur selon la personnalité de chacun et la famille dont on veut se démarquer. Parfois, la « rupture » se limite à une simple prise de distance, d'autres fois, à une véritable guerre ouverte : *percing*, cheveux teints, engueulades, petits délits, tout est bon pour dire sa révolte et sa différence.

Beaucoup d'ados refusent de ressembler à leurs parents ou de devenir comme eux. « C'est trop l'angoisse ! » disent-ils. Ils ne se gênent pas pour faire remarquer qu'à 40 ans (âge canonique !), les parents sont « hors circuit » ou dépassés, incapables de faire du sport, d'écouter de la (vraie) musique ou d'être encore sensibles aux causes qui en valent la peine (le sauvetage des baleines, les mines antipersonnel, la libération du Tibet, etc).

Ces parents prennent donc en pleine figure l'enthousiasme et la quête d'absolu de leur ado, ils s'aperçoivent que leurs idéaux se sont un peu émoussés avec les années (parfois beaucoup).

Ils voient bien qu'ils sont moins dans la passion et la légèreté, trop dans les contraintes ou la peur (de la maladie, de la mort, de perdre ce qu'ils ont). Ils ont appris à peser le pour et le contre, à voir le revers de la médaille, à réfléchir avant d'agir, à avoir peur de leurs désirs. Certains adultes mesurent alors qu'ils ont été infidèles à eux-mêmes et ce constat n'est pas facile. C'est ainsi que l'amertume, l'agressivité ou la distance peuvent s'installer entre les deux générations.

▸ Ils refusent de vieillir

Certains parents refusent aussi de s'apercevoir que leur enfant a grandi. Pas pour l'embêter ni abuser de leur pouvoir, mais pour ralentir le temps « personnifié » par leur enfant. Plus ils le traiteront comme un bébé immature, plus le temps sera figé. Et plus ils se sentiront jeunes. Illusion éphémère.

D'autres parents mesurent intellectuellement que leur ado devient un adulte, mais ils ne le comprennent pas émotionnellement. Ils acceptent son besoin d'autonomie mais souffrent dans le même temps de se sentir rejetés. C'est là que l'on entend ces petits phrases assassines comme : « Avec tout ce que j'ai fait pour toi ! »

Avec qui t'arrive-t-il de parler de sexualité ?

Les copains de même sexe : 84 %
Le meilleur ami, la meilleure amie : 73 %
Les copains de l'autre sexe : 54 %
La petite amie, le petit ami : 43 %
La mère : 30 %
Le grand frère, la grande sœur : 24 %
Le père : 16 %
Le médecin : 10 %
Le prof de sciences naturelles : 7 %
Ne sait pas : 2 %

Source : sondage L'Express-Science & Vie Junior *(2000).*

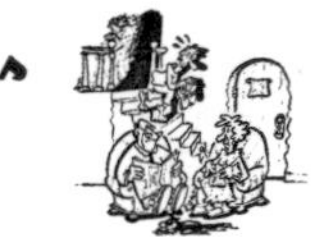

Les relations en famille se compliquent avec l'arrivée plus ou moins officielle des premières amoureuses. Les parents ont la quarantaine, leur garçon moitié moins au maximum. Ils ont fait leur vie, ont une famille, une maison, un métier. Bref, ils se sont taillé leur place dans la société, ils n'ont donc plus la crainte de construire leur avenir, sauf accident de parcours. Ils rêvent alors de retrouver l'insouciance et la légèreté de l'adolescence... en conservant les acquis et la sérénité de l'âge adulte. Mission impossible évidemment. Et lorsque leur ado se met à fréquenter une fille, ils revivent à leur manière ces émois révolus. Du coup, sans le savoir, ils peuvent entrer en compétition avec lui et se poser en rivaux. Non pour séduire l'amie à sa place évidemment (ce n'est pas sexuel), mais le père pourra faire une réflexion sur la façon dont son fils mène ses aventures ou lancer une remarque vexante sur son inexpérience ; la mère ne sera pas en reste : elle trouvera la petite amie fadasse, mal élevée ou provocante... Certaines réactions paraissent excessives ou incompréhensibles à cause de cela, à cause de cette nostalgie persistante.

▸ Comment négocier les sorties

Lorsqu'un ado commence à vouloir voler de ses propres ailes, ses parents ont beau se raisonner, ils s'inquiètent. Les pièges qu'ils redoutent (parfois à juste raison) ne manquent pas : mauvaises fréquentations, alcool, tabac, drogue, sexualité, violence... Ils balancent entre la fermeté et la nécessité de lui laisser un peu d'autonomie ; entre le besoin de poser des limites et celui de lui faire confiance.

Si vous souhaitez sortir, il est naturel qu'ils posent quelques questions, ce n'est pas un abus de pouvoir : « Où ? », « Avec qui ? », « Jusqu'à quelle heure ? »

D'ailleurs, avouez-le, s'ils acceptaient toujours vos demandes sans s'inquiéter de quoi que ce soit, vous prendriez un peu cela pour de l'indifférence, non ? Et sans aucune limite, quelles raisons auriez-vous de rentrer ? Par ailleurs, les circonstances comptent aussi : s'il y a un contrôle le lendemain ou trop de mauvaises notes, il est bien naturel de freiner vos envies. Il y a le principe de plaisir et celui de réalité, les adultes non plus ne font pas tout ce qu'ils veulent dans la vie.

Autre principe important, celui du donnant-donnant. Si vous ne faites aucun effort de votre côté (pas un sourire, pas un menu service à la maison, pas de travail scolaire), il est compréhensible que vos parents soient réticents à vous faire plaisir.

▸ Les règles du jeu (pour les moins de 18 ans)

Pour obtenir l'autorisation de sortir, voici quelques trucs auxquels les parents sont très sensibles. Avant tout, choisir le bon moment. S'ils sont énervés, ce n'est même pas la peine d'y songer. Plutôt que de s'adresser au couple qui fait clan et se soutient, aller d'abord voir sa mère (ou son père) qui habituellement craque plus facilement.

La négociation elle-même s'articule autour de plusieurs impératifs dont l'ado doit tenir compte : avant tout, les horaires à respecter. 11 heures, minuit, 1 heure... tout dépend de son âge et des circonstances (surveillance des parents qui invitent, possibilité d'être raccompagné, réveillon, etc). Si on ne respecte pas le « contrat », on ne pourra s'en prendre qu'à soi-même, les parents risquent d'être méfiants pour un moment. Les ados ont beau jeu de dire que le téléphone et le portable existent, il n'est pas si compliqué de s'en servir en cas de changement de dernière minute.

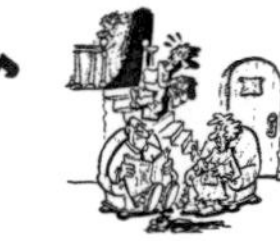

Ensuite, chaque famille a des points sur lesquels elle se sent incapable de céder, comme par exemple un retour en moto ou en mobylette jugé trop dangereux en pleine nuit et en hiver; il faut bien admettre cette limite infranchissable, sachant que le reste peut être discuté. Inutile d'argumenter que le grand frère (de 18 ans) ou les parents ont le droit de sortir et pas soi. Il est clair que la relation n'est pas « symétrique ». Un adulte a pour devoir d'éduquer son enfant et de lui indiquer les limites, pas de céder sur tout. De plus, il fait des choix en connaissance de cause, alors que l'ado a sans doute encore des choses à apprendre.

En cas de refus catégorique de sortir

Après s'être calmé, se poser honnêtement cette question : « Si j'avais été à sa place (et sachant ce que je sais), aurais-je accepté de *me* laisser sortir ? » Aussi surprenant que cela puisse paraître, la réponse est assez souvent NON.

▸ Les questions que vous nous posez

? *Faut-il confier à ses parents ses petites histoires de cœur, leur avouer qu'on « l'a fait » ?*
Et d'ailleurs, peuvent-ils s'en rendre compte tout seuls ?

Il n'est pas inscrit sur votre visage que vous avez franchi le grand pas. Ce qui transparaîtra peut-être, c'est votre rayonnement intérieur, votre libération si tel est le cas, ou alors votre culpabilité et votre gêne. Mais vos parents, si intuitifs soient-ils, ne sauront pas forcément pourquoi vous êtes comme cela.

Quant au reste, aux confidences, à vous de voir et de choisir. Si vous avez envie d'en parler, ne vous gênez pas. Mais vos parents, eux, ne doivent rien exiger de vous sous prétexte qu'en famille « on doit tout se dire » ou que vous avez toujours été « copains ». Il s'agit de votre jardin secret, de votre « territoire intime ». C'est une question de pudeur, et vous n'êtes pas obligé de *tout* partager. Il est bon que votre famille respecte une certaine distance à ce propos, ce qui ne l'empêche pas de vous écouter lorsque *vous* ressentez le besoin de poser des questions.

Et si vous n'avez jamais eu de complicité avec vos parents sur ce terrain affectif, pourquoi faudrait-il justement commencer à l'adolescence ?

Ma sexualité ne regarde pas mes parents

D'accord : 78 % de garçons, 67 % de filles

Pas d'accord : 19 % de garçons, 29 % de filles

Source : sondage L'Express-Science & Vie Junior *(2000).*

Ma petite amie peut-elle téléphoner à la maison, venir dîner, dormir ou passer le week-end avec moi ?

Quand la réponse vous semble délicate ou incertaine, posez à vos parents des questions ouvertes : « Tiens, j'ai une petite amie... » et attendez de voir ce qui se passe. S'ils ont l'air intéressés, contents pour vous, vous pouvez avancer dans la discussion. S'ils se ferment, deviennent agressifs ou inquisiteurs, c'est mauvais signe, faites machine arrière, sans plus rien demander ni dévoiler.

La question de l'âge a son importance. Il est clair qu'à 18 ans, vous pouvez plus facilement revendiquer une inti-

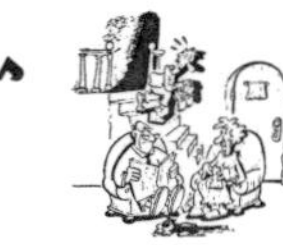

mité ou une sexualité à la maison, ce qui n'est pas forcément le cas à 16 ans ou, *a fortiori*, à 14 ans.

Certaines familles sont tolérantes et libérales, d'autres plus à cheval sur les principes ou plus inquiètes (à cause du travail scolaire qui peut en pâtir, du risque de grossesse, voire de sida...). Sachez seulement que vous ne pouvez imposer à vos parents votre intimité sous leur toit. S'ils ne la supportent pas sur le plan émotionnel, il faut l'accepter. C'est leur droit. À vous de vous arranger discrètement ailleurs ou bien lorsqu'ils ne sont pas là.

La bande, les copains

Quand on a « coupé le cordon » avec sa famille, on n'est pas orphelin pour autant : on a une nouvelle famille *choisie*, celle de la bande ou des copains. Il ne faut pas aller bien loin pour la trouver, c'est la bande de l'école, du club sportif, du groupe de musique ou du lieu où l'on vit.

Dans la bande, on va être socialisé, c'est-à-dire avoir sa place dans la société. Une petite société, mais une société quand même. On y tisse des liens, on y existe en dehors de ses parents, de ses frères ou sœurs, et on y devient un individu à part entière face aux autres.

Dans cette bande, il existe des règles comme dans toute société. On y parle un certain langage, on s'y habille d'une certaine façon, on écoute la même musique, on fréquente les mêmes lieux, etc. Bref, on est original par rapport aux adultes, mais identifiables par ses semblables.

Mais, au fond, la bande ça sert à quoi ? À trouver un refuge contre l'ennui, à supporter la solitude, à accepter ses propres changements. Elle permet à la fois de s'ouvrir aux autres et aide à plonger en soi-même. Grâce aux copains, on trouve un écho à ses propres mystères puisque eux aussi traversent les mêmes galères, les mêmes incertitudes et se posent les mêmes questions.

Et le meilleur ami ? C'est celui à qui l'on dit tout, avec lequel on reste pendu des heures au téléphone alors qu'on l'a quitté depuis dix minutes à peine. Pour dire quoi ? Tout et rien, partager des émotions, se rassurer, s'entendre penser en parlant à l'autre, se regarder comme dans un miroir...

L'amitié frôle parfois la passion, si bien que l'on s'interroge secrètement : et si on était « homo » ? Alors que, le plus souvent, il s'agit d'amitié.

Le groupe, les copains ou l'ami permettent en tout cas une chose essentielle : s'informer ou se rassurer sur ses désirs – si l'on est comme les autres, c'est qu'on est normal, non ?

Le revers de la médaille, c'est que, pour être comme les autres, on peut avoir des exigences trop fortes vis-à-vis de

Parmi les sujets de conversation suivants, quels sont ceux dont tu parles le plus souvent avec tes copains ou tes copines ?

Côté garçons	***Côté filles***
Les filles : 70 %	***Les garçons : 73 %***
Le sport : 70 %	*Les fringues : 61 %*
La télé : 46 %	*L'amour : 59 %*
La sexualité : 42 %	*La musique : 52 %*
La musique : 41 %	*L'école : 45 %*
Le cinéma : 38 %	*La sexualité : 39 %*
L'amour : 36 %	*La télé : 38 %*
L'école : 33 %	*Le cinéma : 33 %*

Source : sondage L'Express-Science & Vie Junior *(2000).*

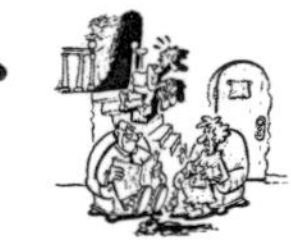

soi-même (on se met au défi, on entre dans la compétition) ou bien ressentir de la frustration, ou encore se croire minable à côté de ceux qui ont l'air si bien dans leur peau.

Souvent le leader de la bande décrète « ce qui se fait et ne se fait pas » en matière d'amitié comme du reste, sexualité y compris. Mais au nom de quoi aurait-il raison ? Et pourquoi ce qui est valable pour lui (s'il dit bien la vérité) serait aussi valable pour soi ? Il faut du courage pour suivre son propre chemin.

Ni bande, ni copains

Il arrive que l'on n'ait pas d'amis du tout ! Pas pendant cinq minutes ni deux jours, mais pendant des semaines, des mois ou des années. On traverse seul le temps et la période tourmentée de l'adolescence. Malgré le désir qu'on a d'aller vers l'autre, on n'y parvient pas. Les complexes physiques, les handicaps ou différences visibles peuvent pousser à s'isoler volontairement de ses congénères, de crainte d'être mis à l'écart. Cela produit un manque de confiance en soi et aggrave parfois une dépression qui couvait déjà. Mais rappelez-vous qu'à l'adolescence, tout le monde a des complexes et se sent déstabilisé. À deux ou plus, on est plus fort, alors courage, il faut oser faire le premier pas, les autres aussi se sentent parfois en dessous de tout, surtout ceux qui la ramènent et compensent sans le savoir leur manque de confiance par un excès d'assurance !

Certains parents trop autoritaires ou, au contraire, trop protecteurs ne facilitent pas les choses non plus. Comme ils interviennent trop dans la vie de leur enfant, ils suscitent chez lui un manque de confiance, à l'origine de difficultés relationnelles. Un minimum d'autonomie et d'indépendance est nécessaire pour se faire des amis et gagner sa place dans un groupe. Si vous êtes dans cette situation, parlez-en à un adulte compréhensif (ami de la famille, prof, conseillère d'éducation, psychologue, etc.) qui accepte de plaider votre cause auprès de vos parents. Il les incitera à vous lâcher un peu la bride, il leur mettra les points sur les *i*. Les parents ont parfois du mal à comprendre que leur attitude isole leur enfant des autres.

La solitude durable peut aussi être un choix, assumé et librement consenti. C'est le piano ou la guitare qui vole tout son temps, ou alors ce sont les études, le sport, la peinture, etc. Si on est « bien dans sa peau », plutôt épanoui, content de vivre et à l'aise au milieu des autres lorsqu'on les croise, alors, il n'y a pas de problème. On est un solitaire ou un rêveur par nature, le déclic viendra peut-être plus tard. Mais si on ressent un manque, il faut se faire un peu violence et découvrir l'intérêt d'avoir des activités de groupe. Pourquoi ne pas se lancer dans un sport de combat par exemple ? Le karaté ou l'escrime redonnent confiance, ils permettent d'aller de l'avant et de sortir de sa réserve habituelle, de mettre de la distance entre soi et l'obstacle. Ou alors, pourquoi ne pas tenter des activités dans un atelier de théâtre ou d'arts plastiques ? On commence par y exprimer ses émotions sous un masque ou sans avoir nécessairement recours à la parole. C'est déjà un bon début, n'est-ce pas ?

Chapitre 6

L'amour : avant, pendant, après

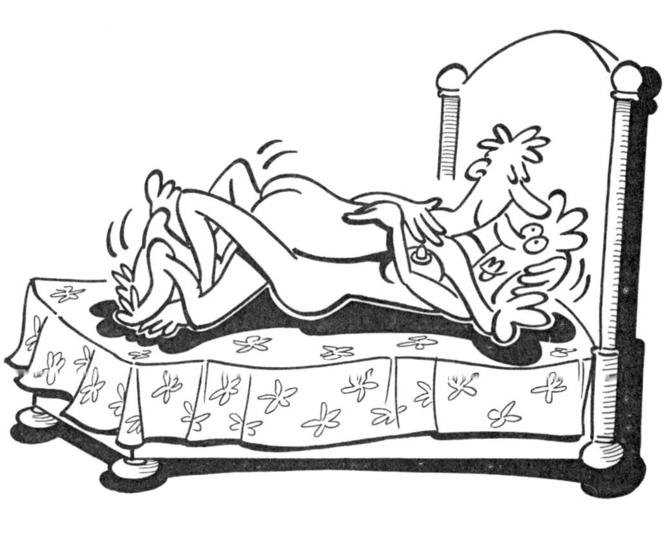

Les premières fois

Les débuts amoureux et l'entrée dans la sexualité (la vraie) posent forcément des questions liées à l'inexpérience. On est à la fois dans l'excitation de la découverte et la peur de l'inconnu. Si l'on tente l'aventure avec une fille « qui l'a déjà fait », il est probable que l'on se sentira beaucoup plus léger. Mais, si c'est la première fois pour tous les deux (ce qui arrive environ une fois sur deux), les craintes seront partagées des deux côtés.

À chacune des étapes de la relation sexuelle, il peut y avoir des difficultés, pourtant, c'est sur la pénétration que se fixent toutes les inquiétudes et angoisses « existentielles ».

Mais ces chiffres vous rassureront sans doute : le plaisir est au rendez-vous dès la première fois pour 93 % des garçons et 65 % des filles ; et la moitié d'entre vous estime même que leur « première fois » s'est plutôt mieux passée qu'ils ne le prévoyaient. En fait, au plan « mécanique », tout fonctionne si l'excitation est plus forte que les doutes et les angoisses. Les 7 % d'« échecs » côté masculin s'expliquent souvent par des préliminaires bâclés.

La réussite dépend de ce qui se passe juste avant...

La phase de « préparation » de la partenaire est importante, pour elle bien sûr, mais aussi pour soi. Car si celle-ci est détendue et préparée, on risque bien moins de problèmes à son tour.

La méthode à la hussarde, à savoir la manière forte et expéditive, est à proscrire, même si elle peut paraître plus virile. Oublier aussi toutes les cassettes X que l'on a pu voir et privilégier les câlins et petites attentions, ce qui n'empêche pas d'agir et de dire.

Lorsqu'une fille « mouille », c'est qu'elle est excitée. On dit qu'elle est lubrifiée et cette lubrification vaginale est l'équivalent de l'érection chez l'homme. Elle a pour fonction de faciliter la pénétration.

Attention : cette lubrification est fragile ! Elle peut brusquement cesser à cause d'un stress ou d'une pensée désagréable (peur d'être surprise, parole ou geste déplaisant, etc.). Cette « panne sèche » rend le rapport plus difficile.

De la même façon, un garçon peut perdre une érection très ferme en trois secondes. Il lui suffit de s'apercevoir que sa partenaire souffre ou redoute la pénétration pour qu'il « débande ». Son prépuce trop serré peut encore frotter douloureusement au cours du rapport, ce qui gênera l'érection ou la raccourcira. Inversement, le désir peut être si fort que l'éjaculation aura lieu avant même la pénétration et l'érection ne tiendra pas.

Quelques astuces à connaître à ce stade : il vaut mieux progresser doucement au cours de la pénétration, sans forcer, cela entretient la lubrification. En cas de difficultés, se contenter d'une demi-pénétration et y revenir la fois suivante. Finalement, rien ne presse...

Si le prépuce est trop serré, l'utilisation d'un préservatif est d'autant plus recommandée. Le latex lubrifié protège de manière mécanique et adoucit les « chocs ».

? *Vaut-il mieux utiliser une crème cosmétique ou du beurre pour que cela glisse mieux ?*

Non, ces produits ne sont pas propres et peuvent provoquer des irritations ou des infections du vagin. Il existe en revanche des produits lubrifiants à base d'eau exprès pour cela. Ils sont compatibles avec l'utilisation d'un préservatif, alors que les corps gras habituels (vaseline ou autres) rendent le préservatif poreux donc plus fragile. On trouve ces lubrifiants sans problème au supermarché du coin, au rayon parapharmacie ou en pharmacie.

L'orgasme sous toutes ses coutures

Au cours de la relation sexuelle, la fréquence cardiaque monte à 120 battements par minute. Elle atteint les 180 battements pendant l'orgasme avec une tension augmentée de 4 points, ce qui rapproche les exploits physiques amoureux de ceux d'un athlète courant le 100 mètres. La respiration s'accélère (deux fois plus) afin de fournir suffisamment d'oxygène à l'organisme en action.

Que l'on soit fille ou garçon, un rapport se décompose en quatre phases physiologiques précises : la phase d'excitation, la phase en plateau, l'orgasme, puis la phase de résolution appelée aussi phase de détumescence chez l'homme.

▸ Côté masculin

La phase d'excitation

Elle correspond à la montée du désir et à l'érection. Chez les mammifères (cheval, chien, baleine) et même chez certains singes éloignés de nous, il existe un os dans le pénis plus ou moins développé qui permet la pénétration au cours du rapport sexuel, quelles que soient les circonstances. Chez l'homme, pas de telles béquilles, pas le plus petit appendice osseux, ni même le moindre bout de cartilage. Le pénis est constitué de... deux cavités, appelées corps caverneux. Elles sont composées de minuscules cavernes (parcourues de très nombreuses petites artères) qui peuvent se gonfler de sang comme des éponges. L'érection est due à cela, à la capture d'une grande quantité de sang dans les corps caverneux.

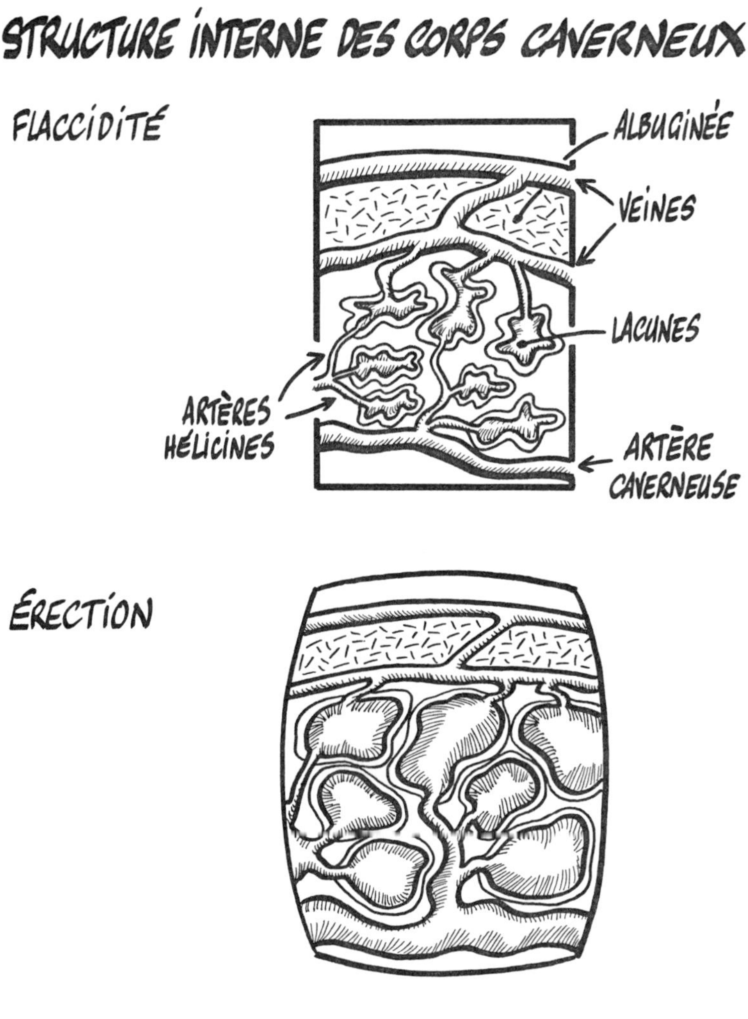

Comme le pénis a une enveloppe non extensible, il se gonfle automatiquement et se redresse lorsqu'il est « plein » ; le prépuce est alors décalotté dans le mouvement, le gland devient plus rouge, à cause de l'afflux de sang ; l'orifice (ou méat urinaire) qui permet la sortie du sperme triple de volume. Il en sort parfois quelques gouttes translucides, visqueuses et blanches, appelées « rosée du désir ». Cet écoulement (quand il existe) précède la sortie du vrai sperme. L'excitation dure généralement quelques minutes, parfois quelques secondes seulement.

La phase en plateau

C'est la période de plaisir et de maintien de l'excitation. Sa durée est très variable. De quelques secondes à quelques dizaines de minutes.

LES PHASES DE L'ORGASME

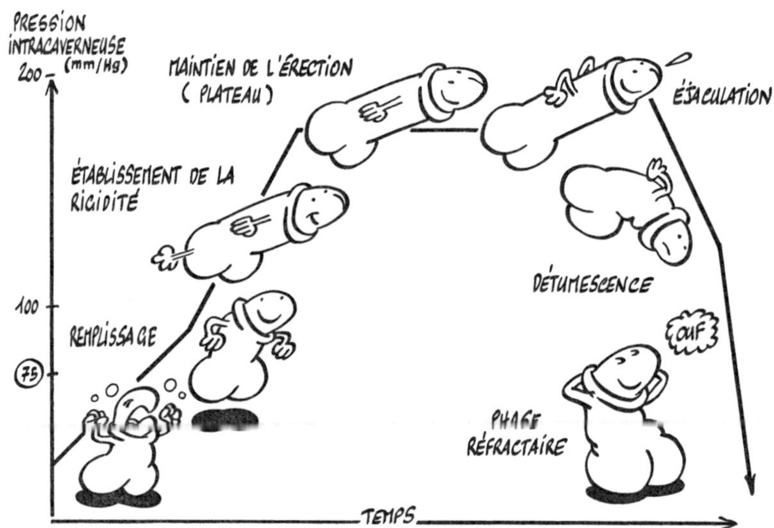

L'orgasme

C'est cette sensation de plaisir intense, proche de l'ivresse, le fameux « septième ciel » dont parlent certains, qui s'accompagne d'une perte totale de contrôle. Difficile à définir avec des mots. Il ne dure que huit petites secondes en moyenne. Les vésicules séminales, l'urètre, le canal déférent, etc. se contractent. 4, 6, 8 impulsions saccadées propulsent le sperme à une vitesse de 18 km/h les meilleurs jours : c'est l'éjaculation. Le jet peut atteindre 60 cm de distance (hors du vagin, bien sûr).

La phase de résolution

Elle correspond au relâchement des muscles des testicules. Les artères se contractent, les corps caverneux se vident de leur sang, ce qui fait illico dégonfler le pénis. Pendant la période réfractaire, très courte chez les adolescents (quelques minutes), mais beaucoup plus longue chez les hommes mûrs ou âgés (jusqu'à 24 heures), il est impossible d'être à nouveau en érection. Certains garçons ont une irrésistible envie de dormir après l'amour. La chute brutale de la tension entraîne un besoin de repos physiologique. Cet état traduit au sens propre comme au figuré le sentiment d'« avoir été vidé », d'avoir les « jambes coupées ». Il suffit de redoubler de vigilance à ce moment précis pour ne pas sombrer dans le sommeil. Les premières minutes passées, l'envie de s'assoupir s'estompe. Il est alors plus facile d'être présent auprès de sa partenaire qui, souvent, a besoin de tendresse et d'attention à ce moment-là.

▸ Côté féminin

Les femmes traversent les mêmes quatre phases au cours de la relation sexuelle, pourtant, il existe des différences physiologiques qui sont à l'origine des décalages sexuels rencontrés parfois. Les filles ont une phase d'excitation et une phase en plateau très progressives, donc un temps plus long à atteindre l'orgasme. Voilà pourquoi il est important pour elles de prolonger les caresses et les préliminaires (un petit quart d'heure en moyenne), ce qui leur laisse le temps d'être prêtes. L'orgasme féminin descend lentement et non brutalement, elles ont donc habituellement un peu moins envie de dormir après l'amour. Autre différence de taille, certaines d'entre elles n'ont pas de période réfractaire et peuvent donc avoir plusieurs orgasmes d'affilée sans faire de pause.

? *À quoi ressemble un orgasme de fille ?*

Pas à celui d'un garçon. Le déclenchement du plaisir a bien lieu dans la zone sexuelle, mais il s'étend à l'ensemble du corps par vagues, alors que pour le garçon, au moins au début de sa vie sexuelle, le plaisir reste très localisé au niveau des organes génitaux. Une sorte d'euphorie douce les envahit de la tête aux pieds, disent-elles. Une sensation de bien-être, un peu comme lorsqu'on est dans du coton ou sur un nuage.

La montée de l'excitation féminine s'accompagne de transformations physiques : petites et grandes lèvres gonflent, se gorgent de sang et rougissent. Leur augmentation de volume permet d'envelopper le pénis et de le caresser. La lubrification rend la pénétration plus agréable et facile. Le corps rougit de plaisir au point de se couvrir de taches rouges, au niveau de la poitrine notamment et du visage. Les seins gonflent, surtout les mamelons. Le cœur palpite. L'adrénaline augmente et entraîne une phase de tension agréable.

Au cours de l'orgasme précisément, certaines filles – mais une minorité seulement – peuvent avoir une émission de liquide (comparable à une mini-éjaculation) accompagnée de contractions vaginales (l'équivalent des jets de sperme saccadés chez l'homme). Ces contractions entraînent alors des sensations supplémentaires chez le garçon, puisqu'elles stimulent le pénis.

♂

Comme des bêtes ?

Parfois, les comparaisons peuvent nous en apprendre beaucoup sur nous-mêmes. En allant piocher dans le livre de Dominique Léonie, Les Scores records des animaux *(éditions Hors Collection), on apprend ceci en vrac.*

Ce ne sont pas les plus grosses bêtes qui sont les plus gâtées question sexe. La preuve, chez l'éléphant, l'accouplement dure 20 secondes chrono, mais la girafe joue les prolongations pendant 30 minutes et la souris... 12 heures d'affilée pendant 13 nuits de suite. Qui dit mieux ? Le lion peut-être, il a été observé à copuler 86 fois en une journée !

Chez l'homme, le sperme éjaculé atteint en moyenne 3 ml (pas de quoi monter aux rideaux !) ; chez le chien, c'est déjà le double ; chez le cheval, 20 fois plus (70 ml environ) ; et chez le cochon, tenez-vous bien : 250 ml, soit le contenu d'une canette de bière !

Les animaux se reproduisent à date fixe, avec un calendrier bien précis des amours : le but est de se reproduire au meilleur moment de l'année pour que les descendants survivent. Chez l'homme, rien de tel, la reproduction est totalement déconnectée de la sexualité (grâce à la contraception notamment). On fait l'amour quand bon nous chante, par plaisir, par amour, et plus tard, par envie de faire des petits...

MÉCANISMES DE L'ÉRECTION

L'érection est due à une bonne circulation du sang dans la verge.

ÉTAT DE FLACCIDITÉ

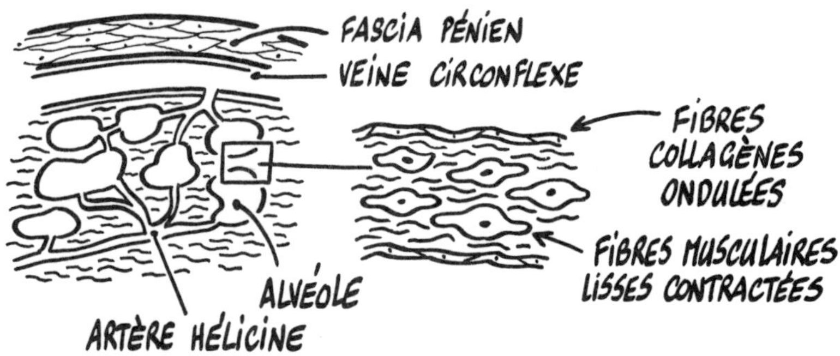

Les fibres musculaires sont contractées, le sang circule mal, la verge reste flaccide (molle).

ÉTAT D'ÉRECTION

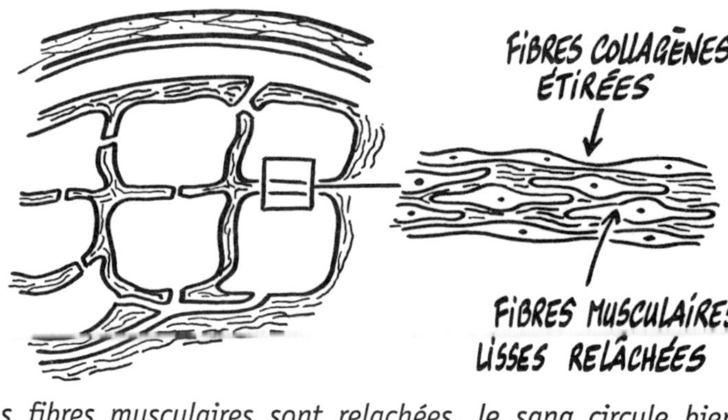

Les fibres musculaires sont relachées, le sang circule bien, la verge est en érection.

Les troubles de l'érection

Le premier rapport sexuel ou la « première fois » avec chaque nouvelle partenaire tourne parfois à la déroute. En cas d'impuissance, la pénétration devient impossible à cause d'une absence de rigidité de la verge. Autrement dit, cela reste « tout mou » ! Tout homme a connu, connaît ou connaîtra ce genre de panne au cours de sa vie sexuelle. Pas de quoi dramatiser donc. Cela dit, si les pannes se répètent, un cercle vicieux peut rapidement s'installer : « Ça ne marche pas, donc je crains l'échec, et comme j'ai peur de ne pas y arriver, ça ne marche plus ! » Mieux vaut donc réagir sans attendre.

Même en l'absence de tout problème psychologique – parfaite confiance en soi et bonne relation avec sa partenaire –, on peut se montrer ponctuellement impuissant, il suffit d'avoir peur de ne pas y arriver. Cette simple crainte de l'échec entretient l'échec. L'inverse est vrai aussi : lorsque cela finit par marcher, la fois suivante, c'est déjà plus facile. La confiance engendre la confiance.

Mais pourquoi cette peur irraisonnée s'installe-t-elle ? Une cause revient souvent en consultation : le rapport sexuel est rendu difficile avec une fille, non à cause d'elle, mais parce qu'on sait qu'auparavant elle sortait avec tel ou tel copain. Du coup, on se sent en compétition avec lui, on se demande si l'on sera à la hauteur comme lui, et le bras de fer se passe en réalité avec lui, non avec sa partenaire.

Que faire et quand vraiment s'inquiéter ? Avant tout, il est important de savoir s'il s'agit d'une impuissance vraie ou d'un problème ponctuel, comme c'est le cas dans l'immense majorité des cas chez l'ado.

Les questions à se poser : est-on capable d'avoir des érections en dehors de ces rapports sexuels impossibles ?

Se réveille-t-on le matin avec le sexe dur ? Est-il possible de bander au cours de la masturbation ou bien en regardant des images excitantes ? Si tel est bien le cas, TOUT VA BIEN. Au plan physiologique, la sexualité fonctionne. Le reste est donc question de blocage et de temps.

Il peut y avoir aussi confusion du diagnostic. On s'imagine déjà impuissant, alors qu'on est un éjaculateur prématuré. Le résultat au lit est le même, mais pas le traitement. Si on éjacule avant même d'avoir pu pénétrer sa petite amie, il est bien naturel d'avoir le sexe flasque juste après. Or ce phénomène est un grand classique à l'adolescence comme on va le voir. C'est donc le trouble de l'éjaculation qu'il faut soigner, non l'impuissance.

▸ Comment traiter l'impuissance

Le traitement repose avant tout sur une attitude de bon sens. Devant sa difficulté sexuelle *du moment*, surtout ne pas « larguer » la partenaire qui a été le témoin de sa débandade. C'est le meilleur moyen d'entretenir le cercle vicieux et d'entrer dans la spirale de l'échec. À la rencontre suivante, on appréhendera le rapport avant même la première caresse. Difficile de faire l'amour dans ces conditions. Quant à l'amie rejetée, elle ne comprendra rien à son infortune et sera sûrement triste. Donc, courage, il faut assumer son problème.

Ensuite, réfléchir à la manière de conduire l'acte sexuel afin qu'il procure malgré tout du plaisir à sa partenaire. La pénétration est une chose, mais les préliminaires, les caresses, les mots tendres, la douceur, le sentiment de se sentir *désirée*, sont tout aussi essentiels pour elle et allègent énormément la situation. Son plaisir agit alors comme un dopant et un stimulant de son propre plaisir.

N'oublions pas qu'il est impossible de commander son sexe, mais ses mains, oui ! Les réticences ou l'appréhension de la partenaire peuvent aussi être un facteur d'inhibition et induire un manque d'assurance chez le garçon.

Si malgré ces efforts et la complicité sexuelle, l'érection ne vient pas, il existe des médicaments que le médecin peut prescrire. Les vasodilatateurs facilitent la circulation sanguine au niveau de la verge, qui se gonfle et durcit. La bonne nouvelle : les adolescents, avec ou sans médicaments, finissent par dépasser leur problème dans 100 % des cas, encore faut-il avoir envie d'avoir envie et ne pas avoir peur de la relation à deux. Mais s'ils redoutent vraiment de se frotter aux filles (sans jeu de mots), ils peuvent alléger leurs angoisses avec l'aide d'un psychologue.

Les troubles de l'éjaculation

Les adolescents qui consultent pour difficultés sexuelles souffrent dans la majorité des cas d'éjaculation prématurée. En moins de dix mouvements, voire avant toute pénétration, tout est déjà fini. Il suffit parfois même de se déshabiller ou de frôler sa partenaire pour que tout soit accompli. Différents facteurs amplifient le problème : des rapports trop espacés qui entraînent une tension sexuelle difficile à contenir ; l'extrême intensité du désir qui accélère l'éjaculation.

Là encore, il ne faut pas laisser s'installer de cercle vicieux. L'éjaculation vient trop vite parce qu'il y a de l'anxiété et une émotion « débordée ». Un peu comme une cocotte-minute, la pression doit s'échapper, sinon il y a risque d'explosion. Mais les réflexes conditionnés jouent aussi un rôle déterminant. À force de jouir trop vite, les commandes nerveuses s'habituent et reproduisent le même phénomène à chaque fois. Il est donc indispensable de se déconditionner, autrement dit de rééduquer son réflexe, en obligeant le corps à fonctionner plus lentement.

Comment traiter l'éjaculation précoce

Le frein, la couronne du gland ou le prépuce sont des zones particulièrement sensibles chez certains hommes. À peine stimulées, celles-ci déclenchent l'émission du sperme comme si on avait appuyé sur un interrupteur.

Une bonne solution : appliquer à l'extrémité de la verge une crème anesthésiante suffisamment puissante pour retarder l'éjaculation. Cette crème, habituellement utilisée pour les petits actes chirurgicaux, s'obtient uniquement sur prescription médicale. Contrairement aux produits vendus dans les sex-shops et qui sont sous-dosés donc inefficaces, elle marche vraiment ! Il faut l'appliquer une heure à une demi-heure avant le rapport, de façon à ce qu'elle pénètre et fasse son effet en temps voulu, mais aussi de manière à avoir le temps de nettoyer le gland aussitôt que la crème a bien pénétré car elle peut rendre le préservatif poreux, donc plus fragile.

Il existe aussi des médicaments qui ont pour effet secondaire de retarder l'éjaculation de plusieurs minutes. Les méthodes de relaxation et d'hypnose médicale sont efficaces, soit en complément des médicaments, soit seules, lorsque l'on a des éjaculations précoces sélectives, c'est-à-dire avec certaines personnes et pas avec d'autres. Au cours de quelques séances, on apprend à respirer et à imaginer la situation tout en la contrôlant. Le réflexe conditionné est alors désamorcé au niveau mental, ce qui est un premier pas indispensable... (voir aussi p. 151, la masturbation).

Vous avez peut-être également entendu parler des fameuses techniques de **« squeezing »**, c'est-à-dire de pincement du frein peu avant le moment crucial. Elles permettent en théorie de retarder l'éjaculation. Nous ne les recommandons pas. Elles restent très aléatoires, surtout chez l'adolescent, car elles nécessitent une participation importante de la partenaire. Et celle-ci n'est possible qu'avec une grande complicité, confiance et expérience sexuelle.

Le **« stop and go »** est une technique du même ordre. Son nom est éloquent : « arrêt-départ ». On conseille au garçon de se mettre sous la fille en position allongée, afin d'être plus détendu. Sa vigilance peut alors se concentrer sur la zone sexuelle. Lorsqu'il sent que l'excitation monte, il fait signe à la partenaire d'arrêter la stimulation afin de retarder l'orgasme.

Cette méthode est frustrante : au moment précis où cela devient bon, il faut s'arrêter.

Certaines techniques de kinésithérapie permettent de freiner la montée de l'excitation au moyen de mouvements musculaires (contraction des fesses notamment). D'ailleurs, pour la petite histoire, c'est ce que pratiquent les yogis tantriques. Comme ils considèrent la perte de leur précieux liquide vital comme dangereuse, ils essaient d'éjaculer le moins possible au cours de leur existence, tout en ayant des orgasmes. C'est une philosophie... mais certains passent leur vie à essayer de réussir cet exploit.

La fausse bonne idée que l'on se refile entre copains : mettre deux préservatifs en même temps pour serrer le pénis et retarder le plaisir. Cela augmente le risque de rupture du préservatif, sans garantie du résultat.

♂♀

Catalogue des craintes, la première fois

Pour les garçons

Crainte que sa partenaire ne découvre que c'est la première fois...

Crainte de ne pas être à la hauteur, de décevoir, de paraître ridicule parce qu'on ne sait comment s'y prendre.

Crainte de ne pas être capable de procurer du plaisir ou d'en trouver.

Crainte de ne pas avoir d'érection, d'avoir un sexe trop petit, un orgasme trop rapide ou d'avoir du mal à pénétrer sa partenaire.

Crainte de ne pas réussir à mettre le préservatif.

Pour les filles

Honte de la nudité, du regard de l'autre, de la comparaison désavantageuse avec les modèles qui font rêver les garçons (Jennifer Lopez, Pamela Anderson, et les autres).

Peur de ne pas savoir comment s'y prendre, de ne pas être à la hauteur, de décevoir...

Peur de saigner et d'avoir mal.

Peur d'une grossesse, peur du sida.

Les questions que vous nous posez

? *Comment connaît-on tous ces détails sur la sexualité ?*

Eh bien, parce que des chercheurs sont allés voir. Dans les années 60, Masters et Johnson, deux Américains, ont interviewé et filmé des centaines de couples (hommes, femmes, hétéros et homosexuels). Ils ont placé des capteurs, ausculté, analysé, mesuré tout ce qui pouvait l'être. Ils ont été les premiers à considérer la sexualité humaine comme un objet d'étude scientifique au même titre que n'importe quel autre. Leurs travaux ont eu une portée considérable : non seulement ils répondaient à une certaine curiosité, mais ils permettaient de comprendre les différences hommes-femmes et de traiter certains troubles sexuels dont on appréhendait mieux l'origine physique ou psychologique.

À partir de quel âge est-on techniquement capable de pénétrer une fille ?

À tout âge. Même un garçon de 5 ans pourrait le faire en théorie, il suffit d'avoir un sexe en érection.

Le désir provoque-t-il forcément une érection ?

Non, il arrive que l'on ait beaucoup de désir, mais que l'on n'ait pas la verge dure.

À partir de quel âge a-t-on du plaisir ?

Les érections procurent un certain plaisir, mais c'est la jouissance associée à l'éjaculation qui provoque l'orgasme. Et c'est vers 13-14 ans que se produisent les premières éjaculations.

Peut-on avoir un orgasme sans éjaculation ?

Oui, c'est exceptionnel, mais possible. Certains yogis y parviennent. Pour le commun des mortels, l'orgasme est associé à l'éjaculation. Il n'existe que quelques dixièmes de seconde entre les deux phases.

Peut-on éjaculer sans plaisir ?

Oui, puisqu'il s'agit de deux phénomènes distincts. Certains hommes, rares au demeurant, ont des éjaculations sans émotion particulière.

Est-il possible d'éjaculer avec un pénis mou ?

Oui, car l'érection et l'éjaculation ne sont pas obligatoirement liées. Un certain nombre d'hommes impuissants n'ont pas d'érection du tout, mais ont des éjaculations à l'entrée du vagin, ce qui leur permet d'avoir quand même des enfants. C'est d'ailleurs bien ce qu'il faut retenir ici : on peut mettre enceinte sa partenaire, même si on éjacule à l'entrée de son sexe. Le préservatif est donc nécessaire, avec ou sans pénétration.

Peut-on retarder son orgasme ?

Oui, mais, pour cela, il faut une certaine maîtrise de soi. Avec de l'expérience, un homme peut maintenir l'excitation à un niveau suffisamment élevé pour que les choses soient agréables, sans jamais aller trop loin. Il parvient à préserver l'érection en retardant l'éjaculation. Résultat : il accompagne sa partenaire plus longtemps, il est à l'écoute de ses sensations et de ses émotions.

? *Comment donner vraiment du plaisir à une fille ?*

Pour une fois, mieux vaut ne pas appliquer le principe « Fais aux autres ce que tu aimerais qu'ils te fassent ». Les garçons ont un plaisir plutôt localisé, situé autour de la zone génitale. Les filles, elles, apprécient les caresses un peu partout sur le corps. Pour la jouissance et l'orgasme, 80 % disent même préférer les caresses à la pénétration ! Donc, éviter, au début, les stimulations trop directes, la partenaire peut les trouver désagréables, voire douloureuses, si elle n'est pas encore prête.

Inversement, les filles peuvent se dire : « Je vais le caresser partout puisque moi j'aime ça. » Et le garçon n'attend qu'une chose, qu'elle fonce directement vers le pénis... Un vrai dialogue de sourds, parfois !

? *Quelle différence entre un orgasme vaginal et clitoridien ?*

Comme son nom l'indique, l'orgasme clitoridien est provoqué par des caresses au niveau du clitoris, avant ou après la pénétration. Alors qu'un orgasme vaginal est obligatoirement le résultat d'une pénétration et d'une stimulation du vagin. Il est parfois très difficile, même pour les femmes, de savoir si elles sont vaginales ou clitoridiennes, et au fond, cela importe peu, car contrairement à ce qui se dit, l'orgasme vaginal n'est pas plus complet ou meilleur que le clitoridien, cela dépend des moments, des femmes et des partenaires sexuels.

Peut-on ne pas avoir d'orgasme la première fois ?

Oui. C'est possible. On peut être tellement obsédé par l'idée d'avoir une bonne érection pour avoir une bonne pénétration qu'au final, le plaisir devient secondaire ou ne vient pas.

Et les filles, peuvent-elles ne pas avoir d'orgasme ?

Oui, c'est d'ailleurs assez fréquent les premières fois. L'orgasme féminin, contrairement à celui des garçons, est le fruit d'un apprentissage et d'un long apprivoisement du plaisir. Il faut du temps aux filles pour se livrer vraiment et se laisser aller sans retenue. Certaines connaîtront la première vraie jouissance à 30 ans ou plus, mais cela ne les empêche pas d'avoir des sensations agréables en faisant l'amour et de ne pas se sentir frustrées.

Les filles peuvent-elles simuler l'orgasme ?

Oui, pour différentes raisons d'ailleurs. Si leur partenaire guette avec trop d'empressement leur plaisir, cela peut les inciter à simuler pour... faire plaisir au garçon et le rassurer sur ses capacités.

D'autres filles peuvent être un peu trop influencées par les films et s'imaginer que le plaisir va de pair avec les cris. Pour paraître normales et « comme les autres », elles en feront un peu trop. Dommage, non ?

L'éjaculation au cours d'un rapport sexuel est-elle plus agréable qu'au cours de la masturbation ?

Il semblerait que oui, parce que tout participe alors au plaisir : le fait d'être deux, de partager, de s'abandonner totalement, surtout lorsqu'on est amoureux.

♂ ♀

Le plus excitant chez votre copine

Ses fesses : 43 %
Ses seins : 40 %
Ses jambes : 22 %
Son visage : 20 %
Sa bouche : 20 %
Ses yeux : 20 %
Son intelligence : 12 %
Son vagin : 10 %
Tout : 5 %

Le plus excitant chez votre copain

Ses fesses : 52 %
Son torse : 34 %
Ses yeux : 34 %
Sa bouche : 32 %
Son pénis : 31 %
Ses mains : 24 %
Son intelligence : 14 %
Ses jambes : 8 %

Source : sondage Max-20 ans, *2000.*

Quelles sont les zones les plus sensibles, appelées « zones érogènes » ?

Chez le garçon, elles sont essentiellement regroupées autour des organes génitaux (surtout le gland et les testicules), car c'est là que siègent de très nombreux capteurs sensoriels appelés « corpuscules de volupté ». Ces derniers transmettent l'information agréable au cerveau grâce à des relais nerveux.

Chez la fille, les zones érogènes sont dispersées sur le corps : la poitrine, le cou, le dos, la tête, les oreilles, les fesses, les pieds...

Cela dit, que l'on soit fille ou garçon, le système nerveux associé au plaisir s'éduque tout au long de l'existence. Une zone peut devenir érogène grâce à l'apprentissage. Un exemple : si une fille caresse le pénis de son partenaire et son cou en même temps, le cou peut devenir une source de plaisir intense... par association d'idées et même par un véritable conditionnement.

Un garçon peut-il avoir mal la première fois (ou les suivantes) au cours du rapport sexuel ?

Non, il ne devrait pas souffrir du tout, sauf si son prépuce est un peu serré ou son frein un peu trop court.

Le fait d'être circoncis permet-il d'avoir plus (ou moins) de sensations ?

En fait, il semblerait que cela ne change rien. Au cours de l'acte sexuel, le gland est de toute façon à nu, que l'on soit circoncis ou pas.

Est-il normal de n'arriver à faire l'amour que dans une seule position ?

Oui et non. Avec le temps, on devrait pouvoir adopter plusieurs positions au cours de l'acte sexuel. Mais les premières années, en période « d'apprentissage », il est naturel de préférer les positions simples ou celles qui sont les plus efficaces en terme de plaisir. La position choisie met en jeu la pudeur, l'imaginaire, le domaine affectif ou symbolique. Certains préféreront des attitudes plus ou moins dominantes, plus ou moins actives ou passives, plus ou moins dénudées...

À quoi servent les différentes positions de l'amour ?

En tout cas pas à faire de la gymnastique ni à accomplir des performances sportives ! Ces postures permettent de varier les plaisirs afin que la sexualité ne devienne pas répétitive et ennuyeuse ; elles permettent aussi des sensations différentes. Et puis, elles font appel à bien d'autres choses que le simple aspect technique, on vient de le dire.

Aussi curieux que cela puisse paraître, certaines figures du Kama Sutra sont des positions du yoga qui visent l'harmonie du corps et de l'esprit. La tradition hindoue, qui a donné naissance à ce livre presque aussi célèbre que la Bible, considère le corps comme l'expression de la spiritualité et non du péché.

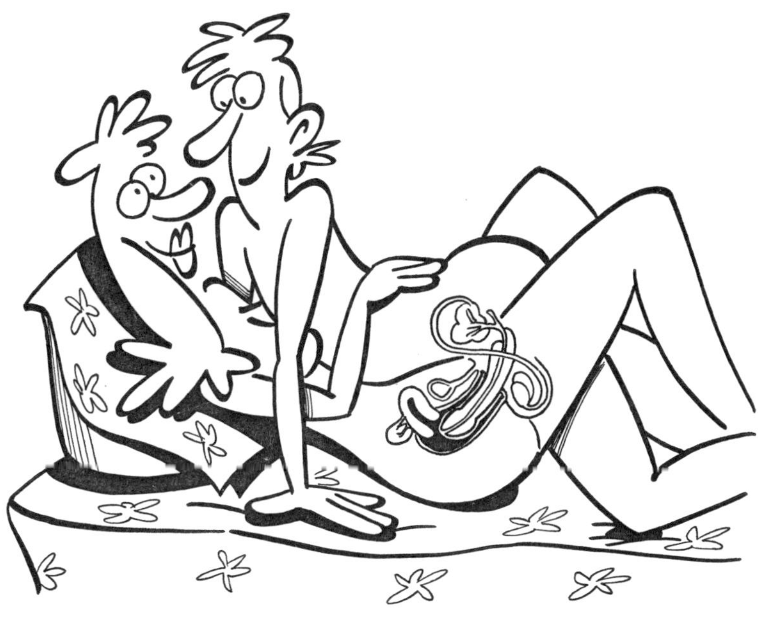

Peut-on faire un enfant dès la première éjaculation ?

Oui, même s'il faut généralement quelques mois avant que le sperme contienne suffisamment de spermatozoïdes. Dans le doute, le premier rapport doit être protégé.

Peut-on éjaculer et uriner en même temps ?

Non, ce genre de surprise désagréable ne peut jamais se produire pour la bonne raison qu'il existe un système-réflexe de sécurité : lorsque le pénis est en érection, l'orifice de la vessie est automatiquement bloqué par les muscles vésicaux. L'urètre, le canal qui conduit l'urine et le sperme vers l'extérieur, ne peut alors acheminer que le sperme au cours de l'éjaculation.

Comment expliquer ces odeurs particulières au cours de l'acte sexuel ?

Ces odeurs sont naturelles et le plus souvent agréables (sauf si l'on ne s'est pas lavé depuis deux jours ou plus). En fait, il existe, au niveau des poils des aisselles et du pubis, des glandes spécifiques qui sécrètent une sueur laiteuse et des hormones odorantes (les phéromones) destinées au sexe opposé. Ces substances sont attractives et aphrodisiaques, même si on n'en a pas toujours conscience. La Nature utilise d'ailleurs ces fameuses phéromones pour rapprocher des partenaires parfois très éloignés. Le record absolu est détenu par un papillon : le bombyx. Il peut repérer sa promise à 11 km à la ronde grâce à quelques molécules seulement de ses phéromones enivrantes. La truie se défend pas mal non plus. Elle déterre pour nous les truffes dans le sol parce que celles-ci ont la même odeur que son mâle, le verrat. Un conseil : ne pas abuser du déodorant avant l'amour. Une simple toilette est suffisante.

Une fille qui saigne au cours du rapport est-elle forcément vierge ?

Non, elle peut aussi avoir ses règles. Ce sang est généralement plus abondant, sauf si elle est en début ou en fin de règles.

Est-il dangereux de faire l'amour avec une fille qui a ses règles ?

Non, les règles sont propres, il s'agit de sang et de petits bouts de muqueuse qui se détachent de l'utérus. Il n'y a donc pas de risque particulier de maladies ou d'infection. Cela dit, beaucoup de filles n'aiment pas faire l'amour pendant leurs règles car elles ne sont pas au mieux de leur forme à ce moment-là. D'autres refusent à cause de leur éducation ou de leur religion. C'est leur droit.

Peut-on être vierge et ne pas saigner la première fois ?

Oui, c'est possible. Une fille peut très bien avoir rompu son hymen (la fine membrane qui ferme l'entrée du vagin) en mettant des tampons trop gros, en faisant de la danse ou du sport (cheval, gymnastique, etc.).

Quelle est la fréquence des rapports sexuels ?

Ce qui importe pour la partenaire, c'est l'échange affectif et sûrement davantage la qualité que la quantité.

La question ne devrait donc pas se poser en termes de défi, de capacité ou de performance et encore moins de normalité. Les dernières statistiques « officielles » (enquête ACSI, 1994) révèlent que près de la moitié des jeunes de 15 à 18 ans ont des rapports sexuels moins d'une fois par semaine.

Est-ce bizarre à 20 ans de ne pas avoir envie de faire l'amour avec toutes les filles qui nous plaisent ?

Non, et heureusement. S'il fallait imaginer passer à l'acte avec toutes les jolies filles, les hommes ne sauraient plus où donner de la tête. Ce qui crée le désir, c'est l'association de plusieurs facteurs : l'attirance physique visuelle (sex-appeal), mais aussi le feeling, le charme de la personne, dans un contexte et une relation bien particuliers. Il faut une interaction, des échanges, des regards, un minimum d'intérêt de la part de l'autre pour qu'émerge le désir. On peut donc être devant un « canon » sans pour autant bander.

Et puis, nous ne sommes pas des bêtes ! Nous avons un esprit, une éducation et des convictions. La femme n'est pas qu'un objet de désir, même si elle est belle... Enfin, le désir est sélectif. Lorsqu'on a déjà une petite amie ou que l'on a d'autres préoccupations en tête (examen, chagrin, etc.), il peut être mis en veilleuse.

Est-il normal de ne pas penser du tout au sexe ?

On peut être normalement constitué, physiquement et psychologiquement, et pour autant ne pas éprouver de désir pour les filles. La culture et l'éducation entrent alors beaucoup en ligne de compte.

L'éducation religieuse peut faire penser que tant que l'on n'est pas marié, il n'est pas question d'avoir de relations sexuelles. La zone génitale est endormie, et c'est bien l'esprit, ici, qui commande le corps. Lorsque l'on aura trouvé l'âme sœur, même si c'est à 25 ans, la sexualité fonctionnera normalement.

Autre possibilité : la peur de ne pas être à la hauteur. Elle est si forte, qu'on préfère tenir le désir à distance. En pensant qu'on n'en a pas, on se protège (inconsciemment bien sûr) et on évite de se confronter à ses angoisses. Le sport, les études, d'autres passions sont les seuls centres d'intérêt. Il arrive aussi que l'on mette sur un tel piédestal la fille dont on est amoureux, que l'on n'imagine même pas de la « salir » par son désir...

Je fais très souvent des rêves érotiques, et pourtant tout se passe bien avec ma petite amie. Suis-je obsédé ?

Les rêves ne se commandent pas. Ils reflètent simplement l'imaginaire pendant le sommeil. Un peu comme les fantasmes, ces pensées vagabondes sont des caresses de l'esprit. Elles surviennent aussi bien chez ceux qui ont une sexualité épanouie et qui en redemandent la nuit, que chez ceux qui ont des doutes, des manques ou des frustrations et qui l'expriment alors.

Dans les deux cas, les rêves érotiques sont structurants et positifs, puisqu'ils permettent d'avouer certaines attentes ou de libérer des tensions.

? *Pourquoi les garçons sont-ils à ce point attirés par les seins et les fesses ?*

Ce sont les symboles même de la féminité, associés au plaisir et à la sensualité. Symboles, par ailleurs, largement véhiculés par l'art et la publicité. Est-ce seulement le poids de la société qui crée ou accentue cette attirance particulière, est-ce plutôt une préférence biologique ? Difficile de trancher. Des chercheurs américains ont toutefois essayé de comprendre nos critères de préférence sexuelle et ce qui nous séduit chez l'autre. Les garçons seraient particulièrement sensibles à la symétrie et à la rondeur chez une femme, ce qui est un signe biologique de bonne santé et de fertilité. Les filles, elles, seraient plus attirées par les épaules larges et les fesses rondes chez un garçon. Mais ce qui les ferait le plus craquer, des expériences l'ont montré, ce sont les signes sociaux : l'élégance, la manière de se tenir et de parler, associée à l'appartenance à un milieu social. Inconsciemment, elles rechercheraient donc le prince charmant qui pourrait les protéger physiquement et matériellement.

Chapitre 7

Éviter une grossesse

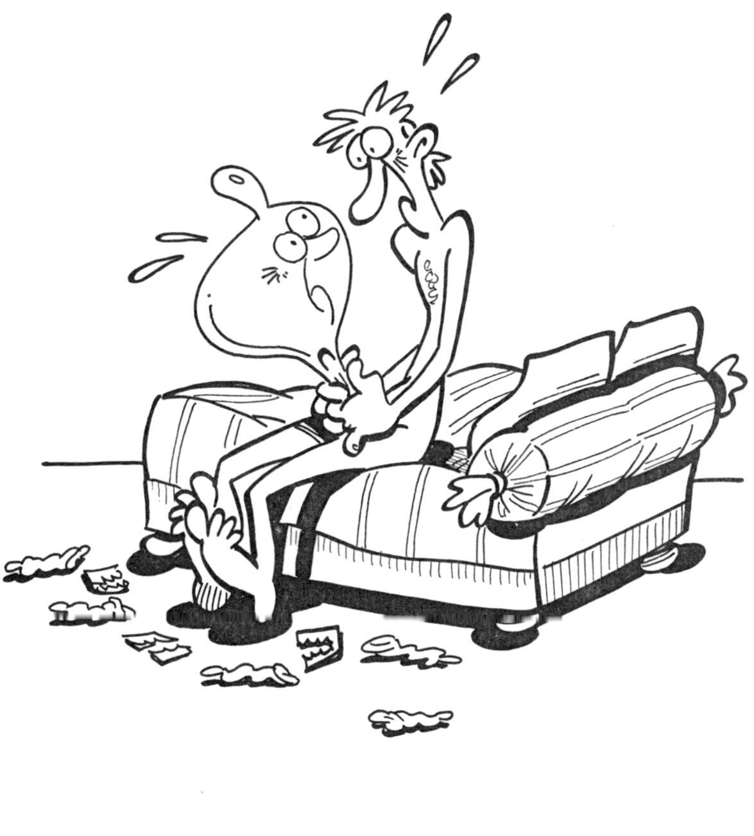

La contraception, c'est aussi une affaire d'hommes

L'amour se conçoit à deux, la contraception aussi... pour éviter d'être trois. Il n'est pas absurde de s'informer des précautions prises par sa partenaire et encore moins de prendre l'initiative du préservatif.

Que l'on soit amoureux, ou qu'il s'agisse d'une simple aventure, montrer que l'on se préoccupe de contraception est une preuve de responsabilité partagée. Sa petite amie ne peut que respecter cela, se sentir rassurée, voire en être épatée. Un partenaire complice et impliqué vaut mieux qu'un amoureux transi, indifférent aux conséquences de ses actes, non ?

Pourquoi se protéger et de quoi

Le but de la contraception est d'éviter une grossesse, celui du préservatif, d'éviter une MST ou maladie sexuellement transmissible et, éventuellement, de diminuer le risque de grossesse.

Même si l'avortement existe et qu'il est légal, la décision d'interrompre volontairement une grossesse n'est pas anodine. Elle crée parfois une grande souffrance ou culpabilité chez la jeune fille, chacun de son côté doit tout mettre en œuvre pour l'éviter.

Pilule + capote, c'est le top !

Une double protection est souhaitable dès la première fois, car les adolescentes sont extrêmement fertiles, bien plus qu'on ne l'est à 30 ans ou plus. De plus, lorsqu'on est

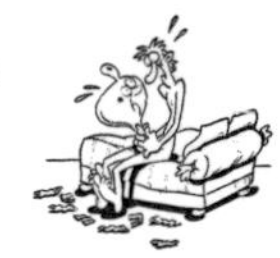

jeune et pas encore stable dans sa vie amoureuse, les partenaires sont plus nombreux, ce qui augmente le nombre des relations sexuelles et les risques de grossesse.

Le stérilet étant déconseillé aux femmes n'ayant pas encore eu d'enfants (à cause du risque d'infection), la pilule représente la contraception la plus sûre et la mieux adaptée avec seulement 0,5 % d'échecs. Mais, comme la pilule ne protège ni des MST ni du sida, un préservatif s'avère nécessaire dès le premier rapport si les deux partenaires ne sont pas vierges. Et c'est le cas une fois sur deux. Le préservatif reste préférable tant que l'on n'est pas installé dans une relation sexuelle stable, avec quelqu'un de fidèle.

Il suffit d'une fois...

Un seul rapport peut suffire pour être enceinte. Même le tout premier. Un seul spermatozoïde suffit à féconder l'ovule. Même s'il en existe 100 à 600 millions émis dans le sperme. Une adolescente de 12 ans peut être enceinte. Même dès ses premières règles.

La contraception qui repose sur le garçon

▸ Le préservatif (ou capote)

C'est la seule vraie contraception masculine. Le préservatif est un capuchon de latex qui se place sur le pénis en érection. Son but est de récupérer le sperme libéré par l'éjaculation. Il sera peut-être proposé par sa partenaire, mais c'est essentiellement au garçon qu'il revient de savoir s'en servir, le poser et le retirer. Ce moyen est fiable à 96 % lorsqu'il est bien utilisé (ce qui est loin d'être toujours le cas, surtout au début de sa vie sexuelle). Ce chiffre est donc à revoir à la baisse.

Pour tous les goûts

Depuis 1998, tous les préservatifs doivent être estampillés de la norme européenne (CE), garantie de leur qualité et de leur fiabilité, qui prend ainsi le relais de la norme française (NF). Les préservatifs sont de différentes tailles, de différentes couleurs, de goûts variés (vanille, etc.). Ils sont de plus en plus fins, de plus en plus doux, lubrifiés ou pas, avec ou sans réservoir, à des prix très différents, mais gratuits dans les centres de planning familial. Pour les allergiques au latex, on trouve Crystal de Manix en latex très purifié, qui minimise les risques. Il existe aussi un préservatif masculin en polyuréthane (et sans latex du tout), l'Aventi de Durex, bientôt commercialisé en France ; toutefois, il faut savoir que les vraies allergies au latex sont rares ; il s'agit le plus souvent d'irritations ou d'inflammations dues à une mauvaise lubrification ou à une MST non soignée.

À quoi sont dus les accidents de préservatifs ?

Aux conditions de stockage et d'utilisation. Les préservatifs n'aiment ni le soleil, ni la chaleur, ni la trop grande humidité. Ils détestent également être à l'étroit dans un portefeuille ou une poche trop serrée. Il vaut donc mieux les conserver dans leur boîte d'origine. Ils ont une date de péremption qui garantit leur efficacité (un préservatif trop vieux peut sécher). Les ruptures pendant les rapports sont souvent dues à l'utilisation de ciseaux, des ongles ou des dents pour extraire l'objet de sa pochette. L'utilisation de produits gras crée des pores (minuscules trous) dans le préservatif qui le rendent inefficace (plus du tout imperméable).

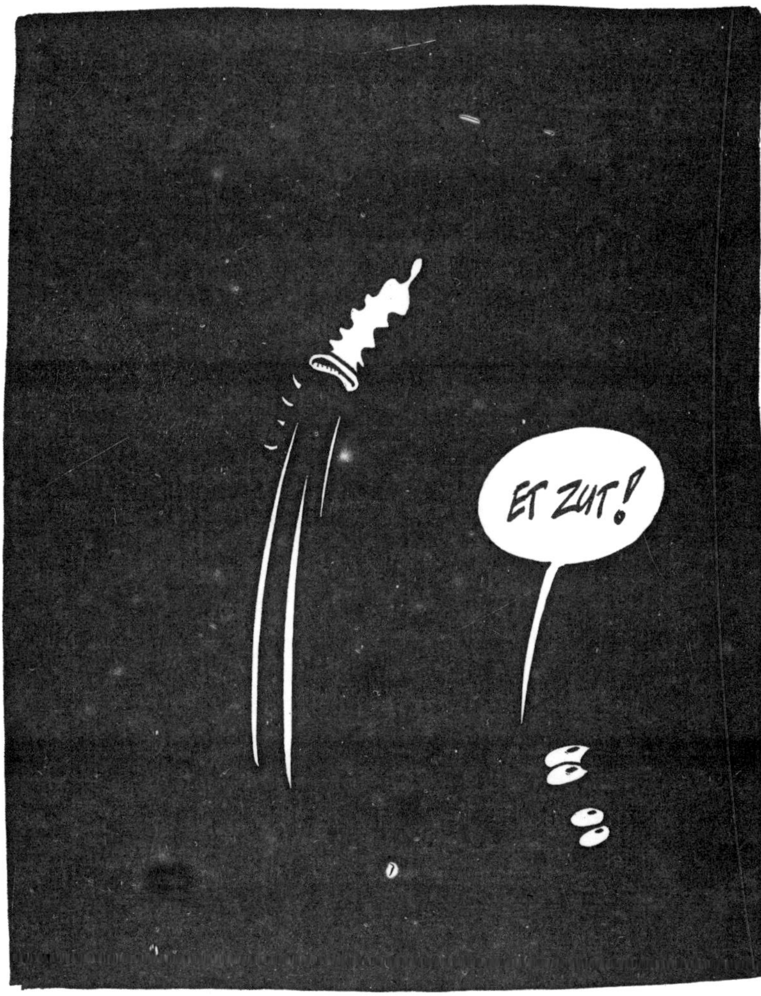

LES ACCIDENTS DE PRÉSERVATIF

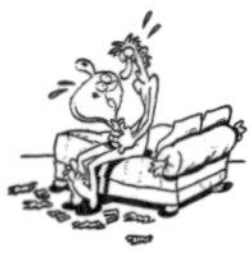

Enfin, l'excès de zèle n'est pas une garantie : deux capotes superposées augmentent dangereusement le risque de rupture par frottements. En revanche, il est bien recommandé d'utiliser deux préservatifs *à la suite* au cours d'un même rapport si on le fait « par derrière » et « par devant », car la partenaire risque une infection. Ou si la relation se prolonge avec plusieurs orgasmes (changer de matériel après chaque éjaculation). On ne lave pas un préservatif pour le réutiliser une deuxième fois, c'est la meilleure façon de mettre sa partenaire enceinte.

Et la première fois, comment on fait pour le mettre ?

L'idéal est de s'entraîner avant, au moins trois fois tout seul. Cela évite que le jour J, on s'abstienne de protection par peur de perdre l'érection. L'opération se déroule en quatre temps :

1. Déchirer l'emballage délicatement à partir du point de découpe, sans ciseaux, ni dents.
2. Placer le préservatif sur la pointe du pénis en érection (ou sur une banane pour s'entraîner). Attention au sens ! La partie renflée doit être à l'extérieur. Même les « pros » peuvent s'y tromper. Si le préservatif ne se déroule pas ou s'il faut forcer, c'est qu'il est à l'envers.
3. Dérouler le préservatif jusqu'au bout. Ceux qui sont à l'aise avec leur partenaire peuvent en faire un jeu sexuel à deux.
4. Une fois le préservatif installé (à choisir de préférence lubrifié et avec réservoir), tirer délicatement la pointe du réservoir en la pinçant pour créer un espace supplémentaire d'un demi-centimètre ou d'un centimètre, meilleur moyen d'éviter les fuites ou les ruptures.

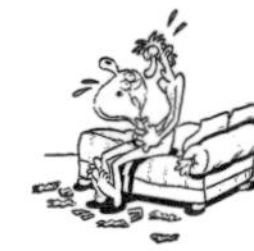

COMMENT METTRE UN PRÉSERVATIF

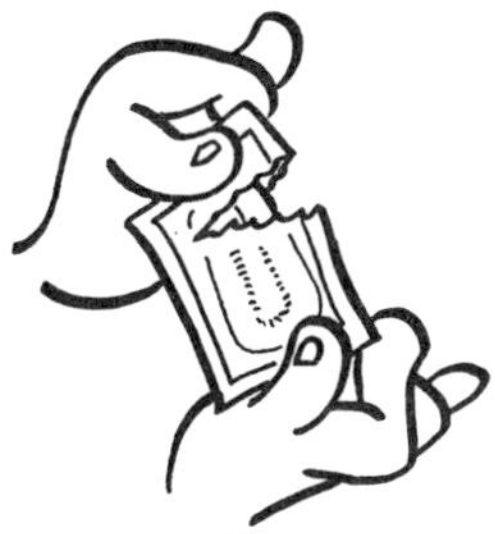

DÉCHIRER L'EMBALLAGE À PARTIR DU POINT DE DÉCOUPE, EN ÉVITANT D'ENDOMMAGER LE PRÉSERVATIF.

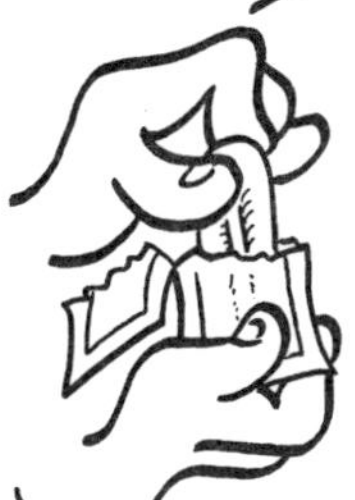

RETIRER DÉLICATEMENT LE PRÉSERVATIF DE SON ENVELOPPE.

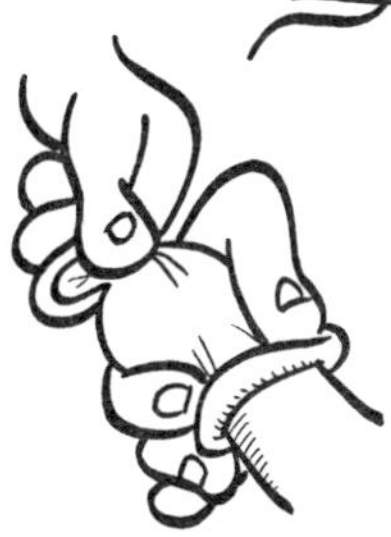

AVANT TOUTE PÉNÉTRATION SEXUELLE, PLACER LE PRÉSERVATIF À LA POINTE DU PÉNIS EN ÉRECTION, EN PINÇANT LE RÉSERVOIR.

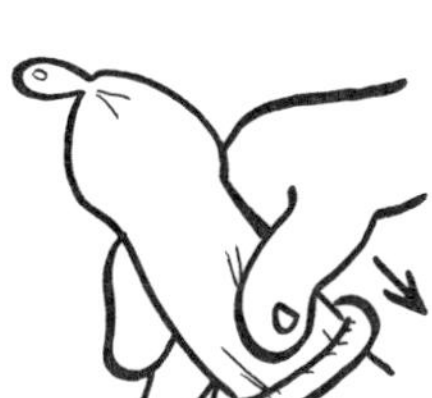

DÉROULER LE PRÉSERVATIF JUSQU'À LA BASE DU PÉNIS.
S'IL SE DÉROULE MAL, IL A ÉTÉ PLACÉ À L'ENVERS, NE PAS FORCER.

SE RETIRER IMMÉDIATEMENT APRÈS L'ÉJACULATION EN RETENANT LE PRÉSERVATIF À LA BASE DU PÉNIS.

Quand le poser ?

Avant même les premières caresses, ouvrir l'emballage et sortir le préservatif pour n'avoir plus qu'à le poser et à le dérouler le moment venu. L'enfiler avant *la première* pénétration et ne pas se dire qu'il sera bien temps de le faire après. Le contact peau à peau est sans doute plus doux et plus agréable, mais il faut savoir que, sans préservatif, on n'est absolument pas protégé des MST. De plus, au cours du jeu sexuel et des premières pénétrations, l'orgasme peut venir de manière brutale et rapide. Une goutte de liquide pré-éjaculatoire est émise quelques secondes avant l'éjaculation sans même que l'on s'en rende compte. Et dans cette goutte qui n'a l'air de rien, il peut y avoir des centaines de spermatozoïdes.

Quand le retirer ?

Aussitôt après l'éjaculation, il faut se retirer et retirer le préservatif. Il est totalement déconseillé de rester sur place, bien au chaud. Car le pénis dégonfle, le préservatif ne l'enserre plus suffisamment et le sperme peut s'écouler à l'intérieur. Donc, s'extraire courageusement en maintenant fermement le préservatif au niveau de la base du pénis pour empêcher qu'il ne glisse ou ne déborde dans le vagin. Ensuite, faire un nœud et le jeter à la poubelle.

Peut-on rester en contact intime, collé l'un contre l'autre à l'extérieur, après l'éjaculation ?

Si sa partenaire prend la pilule, c'est sans risque. Dans le cas contraire, il existe un risque minime de grossesse. Les

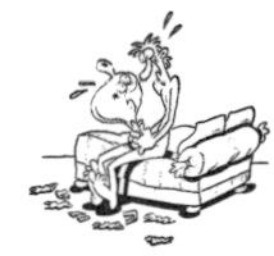

plus inquiets peuvent s'essuyer ou se laver juste après le rapport.

▸ Le retrait

C'est une technique naturelle de contraception vieille comme le monde, mais pas bonne, loin de là ! Même ceux qui ont une excellente maîtrise sexuelle et se retirent « comme ils veulent, quand ils veulent » ne peuvent pas toujours contrôler l'émission du liquide pré-éjaculatoire avant l'orgasme. D'où des échecs une fois sur trois. De plus, il est très frustrant, pour soi comme pour sa partenaire, de se retirer pour jouir à l'extérieur, juste au moment où l'on sent que cela vient. Cela pousse à une vigilance permanente et empêche de se laisser aller, alors que justement, ce qui caractérise le plaisir de l'orgasme, c'est la perte totale de contrôle.

La contraception qui repose sur le couple

▸ Les spermicides (ovules, éponges, crèmes)

Ce sont des substances qui se placent au niveau du vagin et agissent localement. Comme leur nom l'indique, ces substances détruisent les spermatozoïdes. Leur taux d'échec est supérieur ou égal à 5 %, ce qui est moins efficace que la pilule ou le préservatif, mais toujours mieux que rien. L'avantage de ces produits est qu'on les obtient sans ordonnance en pharmacie et qu'ils permettent une relative spontanéité (pas besoin d'y penser tous les jours comme la pilule). Ils s'utilisent au minimum dix minutes avant (sauf l'éponge), mais demandent que la toilette de la fille reste très superficielle après le rapport (surtout pas de savon). Ils n'entraînent pas d'irritation, picotements ou sensation de brûlure. L'éponge peut être gardée 24 heures d'affilée tout en conservant son effet protecteur s'il y avait d'autres rapports. Les spermicides ne sont pas remboursés.

La contraception qui repose sur la fille

▸ La pilule

C'est la méthode de contraception par excellence pour les adolescentes. Elle est sûre et peut s'utiliser quelques mois après les premières règles.

Les gynécologues recommandent d'y avoir recours bien avant les premières relations sexuelles. Certaines adolescentes la prennent parfois très tôt, en dehors de toute contraception, pour raisons médicales (règles douloureuses, irrégulières, acné, etc.). Une fille peut donc prendre la pilule depuis des années et être parfaitement vierge.

La pilule classique contient deux types d'hormones, sosies des hormones féminines naturelles : les œstrogènes et la progestérone. On parle de pilule « œstro-progestative ». Son but est de bloquer l'ovulation. Elle doit être prise les trois premières semaines du cycle, avec sept jours d'arrêt ensuite. Si le taux d'œstrogènes est faible, on parlera de minipilule. D'autres pilules ne contiennent que des progestatifs à doses faibles ou très faibles, on les appelle « micropilules ». Leur mécanisme est différent, ce n'est pas l'ovulation qui est bloquée, mais une substance sécrétée au niveau de l'utérus, la glaire qui est modifiée et épaissie, si bien que les spermatozoïdes ne peuvent plus circuler normalement ni s'implanter dans la paroi de l'utérus. Cette pilule-là doit être prise en continu, sept jours sur sept, cycle après cycle, à heure fixe.

La pilule protège dès le premier jour à condition de la prendre tous les jours jusqu'au bout de sa plaquette.

Elle n'est pas en vente libre, quelle que soit sa marque, et doit forcément être prescrite par un médecin. La pilule est un vrai médicament, il faut savoir l'utiliser, donc comprendre comment « ça marche », être sûr qu'il n'y a pas de contre-indications (rares chez les adolescentes), savoir qu'elle ne fait pas bon ménage avec le tabac.

Selon la marque, elle est remboursée ou pas par la sécurité sociale. Mais il est possible de se la procurer au planning familial, de manière anonyme et gratuite.

? *Que faire en cas d'oubli (avant un rapport) ?*

• Si votre amie a oublié sa pilule **depuis moins de 12 heures**, elle doit immédiatement la prendre, puis continuer normalement sa plaquette (ce qui l'oblige à avaler deux fois sa pilule le jour de l'oubli). Si elle a oublié sa micropilule qui doit être prise à heure fixe, considérez qu'elle n'est plus protégée, il faut donc utiliser un préservatif ou des spermicides.

• Si elle est en retard **de plus de 12 heures**, voire de 24 heures, vous devez prendre deux fois plus de précautions au cours des rapports à venir et utiliser pilule + préservatif (ou spermicide), jusqu'en fin de plaquette.

• Si un rapport a eu lieu et que l'oubli survient après, lire plus bas « Que faire en cas d'accident ? ».

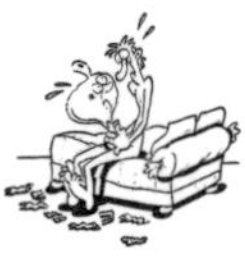

▸ Abstinence le 14e jour

C'est une technique naturelle très tentante mais infiniment moins efficace que la pilule. On se dit qu'en évitant tout rapport le jour de l'ovulation (le 14e jour donc), on va éviter la fécondation. Eh bien non ! Savez-vous que l'ovulation peut en réalité survenir n'importe quand ? Les femmes ne sont pas forcément réglées comme du papier à musique. Celles qui ont un cycle de 28 jours ont habituellement leur ovulation **le 14e jour avant les règles**, soit à la moitié du cycle. Mais il suffit d'un stress important, d'une émotion intense, d'un voyage en avion, pour que le cycle s'embrouille et que l'ovulation ait lieu plus tôt ou plus tard. Il arrive même (heureusement, c'est rare) que l'orgasme provoque une émotion si forte, qu'il entraîne une ovulation. On a vu aussi des grossesses survenant pendant les règles ou juste avant.

Par ailleurs, certaines filles ont des cycles plus courts ou plus longs que 28 jours. L'ovulation n'a donc pas lieu le 14e jour, **mais 14 jours avant les règles**, ce qui est très différent. Par exemple, si le cycle est de 35 jours, l'ovulation a lieu le 21e jour.

Pour brouiller totalement les pistes, certaines filles ont des cycles irréguliers, absents ou imprévisibles. Il est donc impossible de calculer la période soi-disant la plus propice.

Enfin, la date présumée de l'ovulation n'est pas le seul paramètre « technique » à prendre en compte. Un fringant spermatozoïde peut vivre jusqu'à quatre jours dans les voies génitales féminines (en moyenne deux ou trois jours). La période à risque se situe donc trois jours avant et trois jours après l'ovulation. Mais nous insistons, tous ces comptes d'apothicaire ne sont pas très fiables !

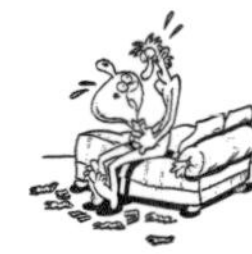

Les autres techniques naturelles comme la fameuse méthode Ogino sont toutes aussi cafouilleuses. Utilisée autrefois, cette « méthode » tente de repérer l'ovulation grâce à l'élévation de température qui a lieu le lendemain (au-dessus de 37 °C).

Et pour ceux qui croient au Père Noël...

À l'adolescence, en période de fertilité maximum, il est totalement irréaliste et même franchement risqué de se fier aux méthodes de contraception « naturelles », malgré la mode écolo.

Que faire en cas d'accident ?

Pilule oubliée **juste après le rapport**, préservatif déchiré ou resté au fond... En cas de rapport non protégé ou mal protégé, la toilette intime n'est pas suffisante, même si votre partenaire se lave frénétiquement à l'eau et au savon.

La pilule du lendemain

Cette pilule appelée aussi « pilule d'urgence » est un premier recours. Elle doit être prise rapidement, au plus tard dans les trois jours (72 heures) qui suivent le rapport à risque. Votre amie peut se la procurer gratuitement à l'infirmerie de son collège ou de son lycée. Elle n'a pas à s'inquiéter de la confidentialité, l'infirmière est tenue par le secret médical : ni ses parents, ni le chef d'établissement, ni ses copines ne seront au courant. Cette pilule est également fournie au planning familial. Enfin, elle s'achète en pharmacie, sous le nom de Norlevo®. Elle contient uniquement de la progestérone, elle est en vente libre (pas besoin d'ordonnance), mais elle n'est pas remboursée. Il faut avaler un premier comprimé, puis un deuxième, 12 à 24 heures plus tard.

La marque Tétragynon®, également vendue en pharmacie, contient des œstrogènes et de la progestérone (à plus fortes doses que la pilule normale). Elle s'obtient seulement sur ordonnance, elle est remboursée par la sécurité sociale. Cette fois, il faut prendre deux comprimés, puis deux autres, 12 heures plus tard. Elle n'est absolument pas dangereuse, mais peut avoir des effets indésirables (nausée, vomissements, maux de tête).

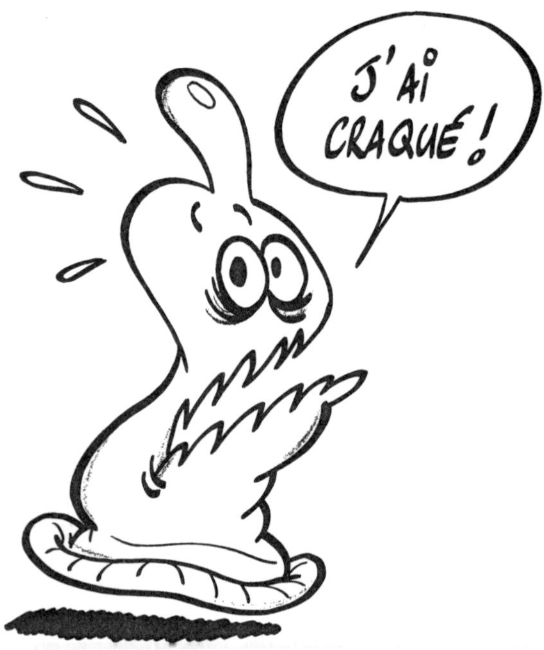

LES ACCIDENTS DE PRÉSERVATIF

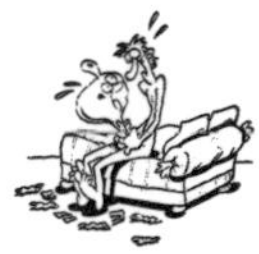

La pilule du lendemain est une solution contraceptive de « rattrapage » et non un avortement. Elle évite environ trois grossesses sur quatre.

Elle n'est pas pour autant un moyen de contraception à utiliser après chaque rapport : elle serait trop forte, moins bien tolérée et surtout moins efficace que la pilule classique.

Les règles surviennent le plus souvent à la date normale, parfois un peu avant, parfois un peu après. Au-delà de cinq jours de retard, il faut absolument consulter un médecin, c'est peut-être le signe d'une grossesse, malgré le traitement !

▸ L'interruption volontaire de grossesse

Si la pilule du lendemain n'a pu être prise à temps, et s'il y a effectivement grossesse, il reste une seule alternative : garder le bébé ou demander une interruption volontaire de grossesse (IVG signifie avortement). L'IVG est autorisée en France jusqu'à la fin de la 12e semaine de grossesse (soit 14 semaines après le début des dernières règles).

Chez les adolescentes de moins de 20 ans, on compte 20 000 IVG chaque année. Plus la grossesse survient tôt, plus le recours à l'IVG est important. Les chiffres montrent qu'à 14-15 ans, 62 % des filles avortent (donc 38 % gardent le bébé) et qu'à 16-17 ans, elles sont 50 % à avorter, 50 % à garder le bébé. En moyenne, trois grossesses sur cinq se concluent à l'hôpital par une IVG. Deux techniques existent : l'aspiration utérine (l'œuf est aspiré) ou le traitement médical (la pilule RU486 provoque une expulsion de l'œuf ressemblant à une fausse couche).

La demande d'IVG comporte des démarches obligatoires à accomplir. À ces moments-là, la jeune fille a besoin du soutien de son compagnon d'infortune. Il faut la rassurer, l'accompagner dans ses démarches, bref, prendre sa part de responsabilité.

Le dispositif légal comprend deux visites médicales et un entretien social.

La première visite médicale se fait auprès du médecin de son choix qui rédige un certificat indiquant que la jeune fille souhaite une IVG. Il lui remet un petit livret d'information. Très vite peut avoir lieu l'entretien social avec une conseillère conjugale. Il n'est plus obligatoire mais permet de réfléchir à la situation, sans jugement moral et sans chercher à influencer la décision définitive (en principe).

La seconde visite médicale a lieu huit jours plus tard, chez le médecin ou à l'hôpital public ou privé, pour confirmer la décision d'IVG par écrit. Ensuite, la jeune fille est orientée vers un centre hospitalier agréé où sera pratiquée l'intervention. Toutes ces démarches peuvent être faites directement dans un même centre à condition qu'il soit agréé.

Faut-il une autorisation parentale ?

Le consentement des parents n'est plus obligatoire pour les mineures, elles doivent toutefois se faire accompagner par un adulte de leur choix. L'idéal reste bien sûr de parler à sa famille et de tenter, à cette occasion, de nouer un vrai dialogue. Des parents très sévères ou peu communicatifs savent parfois se montrer, en cette occasion, bien plus compréhensifs qu'on ne l'imagine.

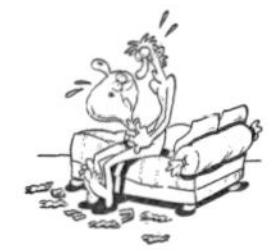

Bons plans et bonnes adresses

• *Un petit livret gratuit pour en savoir plus, à recommander à votre amie :* **Ma première contraception** *fait 50 pages. Il est édité par le CNGOF, la FNCGM (deux associations de gynécologues) et le laboratoire Organon. Il suffit de le demander à son gynécologue.*

• *Un site Internet pour éclaircir ses notions sur le cycle menstruel, la contraception, mais aussi connaître l'actualité dans ce domaine et poser des questions :* ***www.pilado.com****.*

• *Une bande dessinée intitulée* **Un jour, une fleur** *(Laboratoire Scherring) à consulter dans la salle d'attente du gynécologue ou à lui demander.*

• *Une carte qui sonne. Si votre amie prend la pilule et qu'elle est distraite, dites-lui qu'il existe une carte pense-bête. Elle peut la réclamer à son gynécologue qui saura la lui procurer gratuitement. Elle sonne tous les jours à la même heure pendant trois mois pour rappeler l'heure de sa pilule quotidienne.*

Quelques contacts

Pour la pilule ou la contraception d'urgence :

– Mouvement français pour le planning familial :
4, square Saint-Irénée, 75011 Paris. Tél. : 01 48 07 29 10.

– Association pour la contraception d'urgence ou du lendemain : *Centre d'orthogénie de l'hôpital Broussais, 92, rue Didot, 75014 Paris. Tél. : 01 43 95 90 60.*

Pour une demande d'IVG ou une aide :

– Association des centres de régulation des naissances de l'Assistance publique-hôpitaux de Paris : *Hôpital Saint-Louis, 1, avenue Claude-Vellefaux, 75010 Paris. Tél. : 01 42 49 91 39 (pour un rendez-vous d'IVG ou une intervention).*

– SOS Grossesse*, association sans parti pris, propose une aide aux femmes enceintes et aide le couple à réfléchir sur le recours ou pas à l'IVG. Tél. : 01 45 82 13 14 ou 01 45 84 55 91 e-mail : info@sosgrossesse.org.*

Pour poser ses questions, un site Internet : ***www.drclic.com*** *(contraception, pilule, IVG).*

Chapitre 8

Éviter les MST et le sida

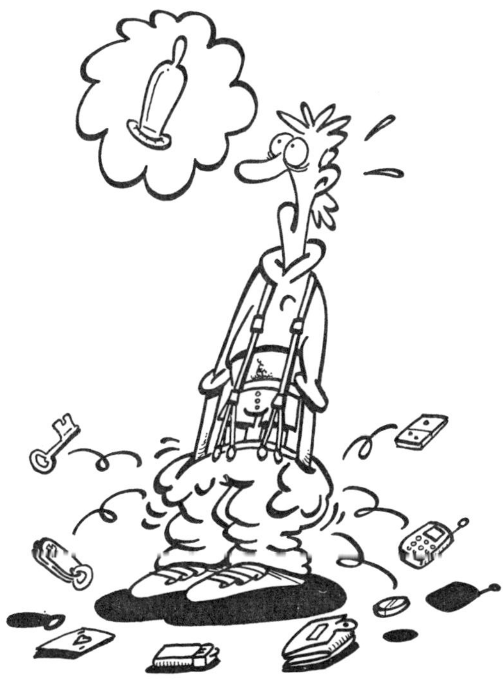

Une MST, ou maladie sexuellement transmissible, est une maladie qui peut se transmettre par contact sexuel *avec une personne contaminée*, ce qui, heureusement, n'est pas le cas à chaque rapport sexuel. Autrefois, les MST portaient le nom de maladies vénériennes, du nom de Vénus, déesse de l'Amour. Ces maladies sont contagieuses et se transmettent entre garçons et filles ou personnes de même sexe.

Toutes les MST ne sont pas aussi dangereuses que le sida. Certaines sont banales. D'autres, en revanche, doivent absolument être traitées rapidement car elles peuvent avoir des conséquences sérieuses comme la stérilité. Comme on ne sait jamais à l'avance à quel microbe on va se frotter, mieux vaut systématiquement utiliser au cours de la relation sexuelle un préservatif. C'est aujourd'hui le meilleur rempart contre les MST, sida y compris.

Les ados plus vulnérables

Les adolescents sont particulièrement exposés à ces maladies, davantage encore que les adultes. Pourquoi cela ? Pour au moins trois raisons, l'une « statistique », l'autre « psychologique », la troisième « biologique ».

1. Plus on est jeune, plus on multiplie les partenaires sexuels (théoriquement du moins), donc les risques de contamination. Même si l'on est fidèle, on renouvelle plus régulièrement ses partenaires. Et qui dit plus de partenaires dit plus de risques.

2. Les ados vivent au jour le jour, dans l'instant, sans toujours avoir envie de programmer un rapport, ni d'acheter à l'avance des préservatifs. Ils se sentent invulnérables, alors la maladie...

3. Chez les ados, les conséquences d'une MST sont plus sérieuses, tout simplement parce qu'elles peuvent menacer

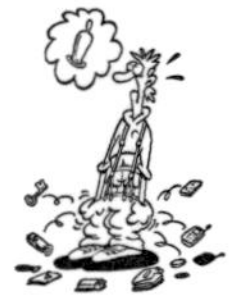

la fertilité. Perdre sa fertilité à 35 ans lorsqu'on a dejà eu des enfants est moins grave que la perdre à 18 ou 20 ans, alors qu'on n'en a pas encore eu.

Comment reconnaître une MST ?

Ce n'est pas si évident. Certaines MST sont faciles à repérer (si elles vous tombent dessus, vous ne vous y tromperez pas !), mais d'autres passent totalement inaperçues. Ces MST-là, difficiles à détecter, sont les plus ennuyeuses, car souvent traitées plus tard.

▸ Les MST repérables

La blennorragie

C'est la plus connue de toutes ces MST, puisque c'est la fameuse « chaude-pisse ». Elle se repère par une envie fréquente d'aller aux toilettes, des douleurs et brûlures en urinant, du pus qui sort du gland de couleur blanche ou jaune. Le gonocoque est le germe responsable. 3-4 jours après le rapport non protégé, au plus tard 10 jours après, les brûlures apparaissent. Dès les premiers signes, il faut voir un médecin. La « blenno » se traite vite et bien grâce aux antibiotiques. Si l'on néglige de se soigner rapidement, on risque à terme la stérilité. Il est indispensable de mettre au courant sa (ou ses) partenaire(s) afin qu'elle(s) se traite(nt) aussi. Une femme met plus de temps à ressentir les premiers symptômes (quelques jours à quelques semaines), car tout se passe « à l'intérieur » et non en surface. Elle peut aussi avoir des brûlures, du pus et devenir stérile. Une partenaire contaminée peut, à son tour, transmettre la maladie au cours de rapports sexuels non protégés et réinfecter un garçon qui s'était débarrassé de ses gonocoques. On ne s'immunise pas une fois pour toutes ; à chaque fois qu'on croise ce germe, on risque une nouvelle infection !

Heureusement, il existe un « traitement minute » simple, rapide et efficace : plusieurs comprimés à prendre en une seule fois. Les rapports peuvent reprendre, une fois que l'écoulement de pus a disparu, ce qui est le cas la semaine suivante en général. Le préservatif est ensuite fortement recommandé pendant une quinzaine de jours.

Les mycoses

Elles sont dues à de minuscules champignons, souvent les *candida albicans*. Elles se repèrent assez bien, puisqu'elles se manifestent par des rougeurs, des points blancs et des irritations au niveau du gland décalotté (sous le prépuce). Ça démange, ça picote et ça brûle au moindre contact, bref, c'est très désagréable. Mais, à la différence de la blennorragie, la brûlure ne vient pas « de l'intérieur » en urinant, elle est due au contact externe de l'urine avec la peau du gland. Le traitement est local. Il suffit de mettre une crème antimycosique pendant quelques jours. À titre préventif, mieux vaut que sa partenaire consulte son (sa) gynécologue et prenne elle aussi un ovule antimycosique (deux soirs de suite), même si elle ne se plaint de rien. Là encore, rapports protégés les 15 jours qui suivent.

Les condylomes

Les condylomes sont dus à des virus appelés papillomavirus. Ils se manifestent par des petites « verrues » sur le gland, les zones génitales, le pubis ou la zone anale. Ces verrues ne sont pas du tout douloureuses, mais très contagieuses, au point que l'on peut s'autocontaminer. Il suffit de se toucher le gland infesté, puis de s'essuyer ensuite

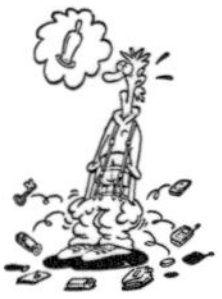

aux toilettes, pour que le virus s'installe derrière comme devant. Il va sans dire que la partenaire est, elle aussi, menacée. Mieux vaut donc traiter le plus vite possible, au stade d'une ou de quelques verrues seulement. Le traitement est alors de l'acide trichloracétique, un produit appliqué localement qui brûle la verrue. Lorsque les lésions sont plus nombreuses, le médecin peut anesthésier la zone infectée et pratiquer une électrocoagulation ou du laser. La partenaire touchée doit être traitée, d'autant que les virus en question peuvent être responsables, des années plus tard, d'un cancer du col de l'utérus.

L'herpès génital

C'est un bouton qui ressemble un peu au « bouton de fièvre » que l'on trouve à proximité de la bouche. Au stade le plus précoce, la zone touchée (sexe, pubis, bas du dos, fesse, etc.) chatouille et brûle, puis de nombreuses petites vésicules translucides bourrées de virus apparaissent et s'agglutinent les unes contre les autres, elles sont très contagieuses. Au stade suivant, les vésicules sèchent après avoir laissé échapper leur liquide. Au total, la première crise (primo-infection) peut durer 5 semaines. Le traitement à base d'antiviraux est à prendre localement dès les premiers signes (pommade apaisante), complété par des comprimés. Les rapports doivent être évités ou, au minimum, protégés pendant la phase contagieuse (jusqu'à ce que le bouton sèche) ; ce dernier doit être recouvert d'un préservatif s'il est sur le pénis ou d'un sparadrap, lorsque c'est possible, pour éviter tout contact. Malheureusement, il existe de fréquentes récidives. C'est là qu'il faut être particulièrement attentif : le retour de l'herpès génital se manifeste d'abord par des brûlures ou picotements à l'endroit du précédent bouton. C'est dès ce moment-là qu'il faut commencer à traiter, avant l'éruption et à titre préventif, c'est aussi dès ce moment qu'il faut éviter les rapports sexuels ou du moins les protéger. Même à cause d'un simple picotement.

Le trichomonas

Le trichomonas est une vieille connaissance, lui aussi. Ce minuscule parasite s'attrape sur la cuvette des W-C, au contact d'une serviette humide et souillée ou par contact sexuel. L'infection provoque parfois des brûlures en urinant, des démangeaisons et, quelques jours encore après, un écoulement de pus, un peu comme la blennorragie. Chez la partenaire, la maladie se signale par des pertes vaginales inhabituelles et malodorantes, des brûlures et démangeaisons, une vulve rouge et irritée. Le traitement consiste à prendre des médicaments antiparasitaires (4 comprimés en une seule prise dès les premiers symptômes pour les deux partenaires). Pas d'alcool ni de bière dans les deux jours qui suivent la prise de ces médicaments. Si le trichomonas est détecté tardivement au bout d'une ou deux semaines, le traitement sera plus long.

La syphilis

La syphilis, qu'on imaginait d'un autre âge, sévit toujours (surtout chez les toxicomanes et les prostituées). Au début, elle se manifeste par un bouton sur le sexe ou une petite plaie (dure, pas forcément douloureuse, formant une sorte de cratère, dont les bords sont plus ou moins blancs et rouges). Le microbe responsable, le tréponème pâle, terrassait à tour de bras au XIXe siècle, il entraînait des troubles neurologiques, puis la mort. Heureusement, de nos jours, c'est lui qui trépasse grâce aux antibiotiques très efficaces. Il va de soi que, quand un homme a cette infection, sa partenaire doit être prévenue pour se traiter.

Les MST cachées

Les infections à mycoplasmes et chlamydiae

Elles ne se manifestent par aucun signe au départ. Mais, au bout de quelques jours à quelques semaines après le rapport non protégé, des signes d'infection finissent par apparaître : brûlures en urinant, douleurs au niveau des testicules et fièvre, démangeaisons, écoulement de pus. À ce stade, il faut vraiment un traitement sous peine de stérilité : le canal déférent peut se boucher à cause de l'infection. Chez la partenaire : mêmes causes, mêmes effets, ce sont les trompes qui peuvent être définitivement abîmées. Pour l'infection à chlamydiae, il existe un traitement antibiotique minute à prendre en une seule fois. Pour le mycoplasme, il est normal d'en avoir une certaine quantité, mais au-delà d'un seuil limite (100 000 germes par ml), on doit se traiter aux antibiotiques.

À retenir

Si l'on sent la moindre irritation ou brûlure dans la zone génitale, il vaut mieux consulter pour rien, plutôt que de se dire que cela va passer. Et même si cela passe, comme c'est le cas pour certaines infections à chlamydiae, les symptômes gênants disparaissent, mais les germes restent et la contagion aussi, alors qu'on se croit guéri.

L'hépatite B

Elle est due à un virus qui attaque le foie et peut le détruire. Cette maladie se transmet par le sang, le sperme, les sécrétions vaginales, peut-être la salive, mais pas la sueur. On peut avoir une hépatite sans signe visible, il n'y a en ce cas que les examens de sang qui révèlent la présence du virus. D'autres fois, l'hépatite provoque une jaunisse, les yeux sont jaunes, on se sent très fatigué, avec de la fièvre. Dans 80 % des cas, l'hépatite B guérit toute seule, sans séquelles. Mais dans 20 % des cas, le virus peut continuer à attaquer le foie. Il existe un vaccin contre l'hépatite B (remboursé par la sécurité sociale). Nous le recommandons chez l'adolescent, puisqu'il évite, à terme, d'avoir des maladies graves (cirrhose, cancer du foie, etc.). La vaccination consiste en trois injections : la première, la suivante un mois après, et la troisième six à douze mois après la première injection. Les rappels ne sont pas nécessaires par la suite.

Le sida

Il est dû à un virus, le VIH (virus de l'immunodéficience humaine). Il s'attaque progressivement au système de défense de l'organisme (ou système immunitaire). Cette destruction lente expose le malade à des infections répétées appelées infections « opportunistes ». Avant d'en arriver au stade de sida déclaré, on peut rester des années sans symptômes apparents. La personne est séropositive, elle n'est pas « malade », mais, tout le problème est là, elle peut transmettre le virus sans le savoir et propager l'épidémie.

En France, 5 000 à 6 000 personnes sont encore infectées chaque année. Plus de la moitié des séropositifs et malades du sida vivent en région Île-de-France. La vigilance contre le VIH a baissé, le recours au préservatif aussi. Les trithérapies rassurent, alors on se protège moins. Mais le traitement prolonge la vie, il ne guérit pas. Et puis il provoque de nombreux effets indésirables, difficiles à supporter. Il n'est vraiment pas la panacée. Alors que le préservatif est le seul moyen – à part l'abstinence – qui permette d'éviter le virus. Les pratiques sexuelles dangereuses (sans préservatif) sont d'abord la sodomie (surtout en cas d'infidélité dans le

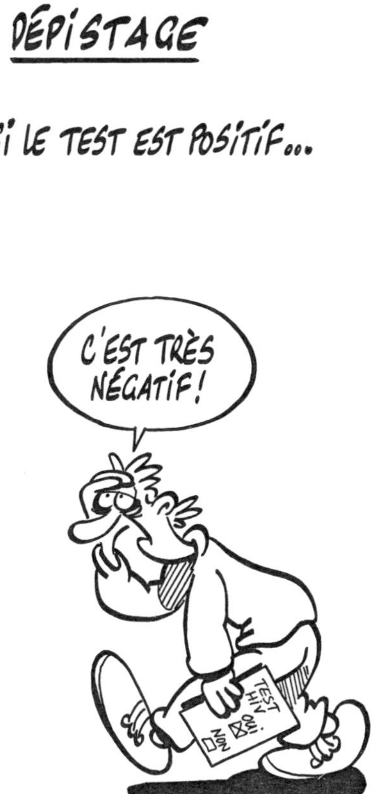
DÉPISTAGE
SI LE TEST EST POSITIF...
C'EST TRÈS NÉGATIF !
TEST HIV
OUI
NON

couple ou de toxicomanie), puis la pénétration vaginale, enfin la fellation (même si le risque est infiniment plus faible que la sodomie). Toutes les sécrétions de l'organisme sont potentiellement contaminantes (sperme, sécrétions vaginales, sang), si elles pénètrent par une petite plaie ouverte (au niveau du vagin, du pénis, des gencives).

Les 3 MST au top

Les infections à chlamydiae, les condylomes et l'herpès génital ont volé sa place à la syphilis, première des MST jusqu'aux années 70.

Les questions que vous nous posez

Peut-on attraper une MST ou le sida dès les premiers rapports non protégés ?

Malheureusement oui. Il peut suffire d'une fois si sa partenaire est contaminée. Et elle peut l'être sans le savoir.

Peut-on attraper le sida lorsqu'on est vierge et sa petite amie aussi ?

Non, aucune chance, à moins d'être toxicomane et d'avoir utilisé des seringues contaminées. Un couple vierge (qui n'a eu aucun contact sexuel) ne peut attraper de MST. Il peut donc se dire qu'il est inutile de mettre un préservatif. Le seul problème des rapports non protégés est la grossesse... mais c'est un vrai problème ! Autre difficulté : est-on sûr que sa partenaire est bien vierge ?

Le préservatif ne protège pas à 100 % de la grossesse, protège-t-il à 100 % des MST et du sida ?

Non, même avec un préservatif, on n'a pas une « assurance tout risque ». Mais c'est en tout cas le meilleur moyen que l'on ait, à l'heure actuelle, pour se protéger du VIH et de la plupart des MST. Il offre des garanties dont personne ne peut raisonnablement se passer.

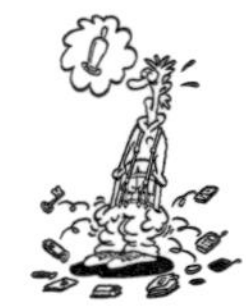

Peut-on savoir facilement que sa partenaire a une MST ou le sida ?

Non, c'est très difficile à savoir. Une fille peut être infectée sans s'en douter et transmettre la maladie en toute bonne foi. Les signes visibles et dont elle pourrait se plaindre sont : des douleurs inhabituelles au cours de la relation sexuelle, des brûlures ou des picotements au niveau vaginal, des pertes qui sentent mauvais et qui tachent le slip. Quant au sida, surtout au stade de la séropositivité, il ne se lit pas sur le visage ni dans le comportement. Au départ, la maladie n'est absolument pas douloureuse... Seul le test permet de savoir.

La mauvaise hygiène est-elle responsable des MST ?

On peut se doucher deux fois par jour (et sa partenaire aussi) et attraper malgré tout une MST. Les microbes existent et nous n'y pouvons rien. Souvent, nous les portons déjà sur nous, sans qu'ils soient dangereux, mais à une occasion ou une autre, ils se multiplient anormalement et deviennent alors plus menaçants. Il n'y a vraiment pas de honte à avoir une MST.

Si on a des boutons, si ça brûle, si ça démange, est-ce forcément une MST ?

Non, une rougeur, un écoulement, une démangeaison ne sont pas nécessairement une MST, mais, quels que soient les signes, il vaut mieux consulter un médecin pour en avoir le cœur net. Celui-ci est lié par le secret médical et ne révélera rien. Si on est mineur, on peut s'adresser au planning familial : les tests, examens et traitements y sont anonymes et gratuits ; aucun document ne sera demandé, ni carte d'identité, ni carte de sécurité sociale.

Une MST se manifeste-t-elle obligatoirement au niveau du pénis ou du vagin ?

Non, certains symptômes peuvent apparaître ailleurs, par exemple au niveau de la bouche ou de la gorge. Les petites plaies sont douloureuses lorsqu'on avale, un peu comme pour une angine ou comme avec des aphtes.

Peut-on attraper une MST s'il n'y a pas d'éjaculation dans un rapport ?

Oui, c'est possible. Si sa partenaire est contaminée (par un herpès par exemple), il suffit d'un contact intime (de muqueuse à peau) pour l'attraper.

Le sida se transmet-il au cours de la pénétration ou de l'éjaculation ?

Le risque majeur a lieu au cours de l'éjaculation. Mais le garçon séropositif peut émettre un liquide pré-éjaculatoire (juste avant l'orgasme) qui abrite le VIH en plus petite quantité, mais qui l'abrite quand même.

♂

MST : les signes qui doivent vous alerter

Les lésions du pénis et du gland

- *pénis ou gland irrités ;*
- *petites ulcérations ou plaies ;*
- *verrues plus ou moins nombreuses qui poussent très vite.*

Les lésions de l'anus

- *irritations ;*
- *petites ulcérations ou plaies ;*
- *verrues plus ou moins nombreuses.*

Les signes urinaires

- *écoulement anormal, en dehors des émissions d'urine (souvent le matin, avant d'aller faire pipi) ;*
- *des picotements et brûlures du conduit ;*
- *des brûlures en urinant ;*
- *des douleurs, pendant ou après les rapports.*

Les signes liés à une infection de la prostate ou des testicules

- *douleur dans les bourses et les testicules (en plus des signes urinaires) ;*
- *douleur dans le bas-ventre et fièvre ;*
- *parfois seulement, douleur ou gêne à l'éjaculation ;*
- *dans cette situation, consulter d'urgence, car ces infections sont graves et peuvent être à l'origine d'une stérilité.*

Des symptômes et le traitement chez la partenaire, même en l'absence de symptômes chez vous

Source : CRIPS (www.crips.asso.fr) et institut Alfred-Fournier (www.institut.fournier.org/mst/forum).

? *Peut-on attraper une MST sans pénétration ?*

Oui, une fellation sans préservatif peut être contaminante. Un baiser avec de la salive aussi, un contact peau à peau peut transmettre des mycoses ou de l'herpès, etc. De même, le fait d'introduire les doigts à la place du sexe n'est pas complètement sans danger, même si les risques sont infiniment plus faibles que lors d'une pénétration ou, *a fortiori*, d'une sodomie.

Est-on davantage protégé des MST et du sida avec deux capotes ?

Non, c'est plutôt l'inverse qui se passe. Le risque de déchirure par frottement est plus grand, donc de contamination aussi.

L'hépatite B peut-elle se transmettre par la transpiration ?

Non. La sueur n'est pas un mode de transmission de l'hépatite B.

La pilule et les spermicides protègent-ils un peu des MST ?

Non, ils ne protègent que de la grossesse.

Une MST qui fait très mal (ou qui est très étendue) est-elle plus dangereuse ?

Non, une MST très douloureuse peut guérir très bien et très vite avec le bon traitement ; inversement, une MST indolore (souvent non soignée) peut avoir à terme des conséquences plus embêtantes.

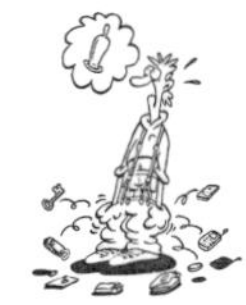

? *Quand se faire faire un test de dépistage du sida ?*

Le test permet de savoir si l'on est contaminé ou pas par le VIH. Il est donc possible de l'utiliser dans plusieurs circonstances :

– lorsqu'on a une relation stable avec son amie et que l'on décide de se passer du préservatif. Chacun doit alors faire le test pour être bien sûr de ne pas être contaminé ;

– lorsqu'on a pris un risque (rapport non protégé ou préservatif défaillant).

Son médecin habituel peut prescrire le test que l'on peut faire ensuite dans un laboratoire d'analyses médicales. Il est remboursé à 100 % par la sécurité sociale. Si l'on préfère l'anonymat, on peut directement s'adresser à un médecin dans un Centre de dépistage anonyme et gratuit (CDAG). Les mineurs peuvent s'y rendre sans autorisation parentale. Il n'y a pas besoin de carte de sécurité sociale. Il existe au moins un CDAG dans chaque département ; à Paris, on compte 11 consultations de ce type. Autres solutions : le planning familial, le dispensaire, le centre antivénérien, la consultation de PMI (Protection maternelle et infantile). Consulter les adresses plus bas.

? *Les nouveaux tests de dépistage du sida sont-ils plus rapides ?*

Oui. Il existe désormais des tests qui permettent de savoir au bout de 15 jours seulement si l'on est séropositif ou pas. Mais le test n'étant pas fiable à 100 %, il est nécessaire de faire un test de confirmation trois mois après la prise de risque pour être bien sûr que l'on n'est pas contaminé (séronégatif).

? *Les MST (sida y compris) peuvent-elles parfois passer toutes seules ?*

Non, pour le sida : une fois qu'on a été contaminé par le virus, on reste séropositif. Oui, pour certaines MST qui peuvent en effet guérir spontanément, sans médicament. Mais comment savoir si on a eu ou pas la « bonne pioche » ? Dans le doute, il vaut mieux consulter, car la maladie peut s'aggraver tout d'un coup, et l'épidémie se propager rapidement (si on a plusieurs partenaires ou si sa petite amie sort avec d'autres garçons). À éviter : piocher dans l'armoire à pharmacie au hasard des crèmes antiseptiques, des plantes, des antibiotiques. Contre chaque microbe, il existe un traitement précis. Une bactérie n'est tuée qu'avec un antibiotique, un virus avec un antiviral, un parasite avec un antiparasitaire, un champignon avec un antimycosique. De plus, le remède qui a si bien marché la fois précédente sur soi ou qui a guéri son copain n'est pas forcément le plus adapté, cette fois, pour ce microbe et cette MST.

? *Que faire en cas d'accident ?*

En cas de problème de préservatif, la première chose à faire est de mettre fin au rapport sexuel pour limiter au maximum le contact avec la muqueuse.

Au moindre doute de MST, consulter un médecin.

Si l'on a de bonnes raisons de craindre une contamination par le VIH (rapport non protégé ou mal protégé avec une personne séropositive, viol, etc.), il existe un « traitement d'urgence » préventif qui réduit les risques de contamination. Ce traitement doit être pris **dans les 48 heures maximum qui suivent la prise de risque.** Se rendre au service d'urgence de l'hôpital ou, quand on est loin de tout, appeler Sida Info Service pour connaître le lieu le plus proche où s'adresser. Ce traitement ne se prend pas à la légère. Il dure un mois, il est lourd avec des effets indésirables (nausées, vomissements, etc.) et coûteux (mais remboursé par la sécurité sociale). Il n'y a pas de preuve absolue de son efficacité, mais mieux vaut tenter cette thérapie d'urgence que rien du tout. L'apparition de signes comme de la fièvre, des maux de tête, des ganglions, des boutons et/ou une angine dans les 15 jours qui suivent le risque nécessite une consultation rapide : il s'agit peut-être d'une primo-infection (première rencontre avec le VIH). Le médecin demandera un test de dépistage précoce pour en avoir le cœur net.

Bons plans et bonnes adresses

- ***Fil Santé Jeunes :*** *0 800 235 236.*
- ***Hépatite Info Service :*** *0 800 845 800. Permet de s'informer sur toutes les hépatites, oriente et soutient. 7 jours sur 7, de 9 à 23 heures. Communication gratuite.*
- ***Sida Info Service :*** *0 800 840 800. Aide à évaluer son risque de contamination en cas de doute et donne l'adresse du centre de dépistage anonyme et gratuit le plus proche de chez soi. 7 jours sur 7, 24 heures sur 24, communication gratuite.*

Ce service a également mis en place ***« La Ligne de Vie »****, pour soutenir les personnes en attente de résultat de test, notamment. Numéro azur (prix d'une communication locale) : 0 801 037 037. Lundi, mardi, jeudi, et vendredi de 17 à 21 heures.*

- *Le site Internet de l'association Aides,* ***www.aides.org****, fournit des flashes info et offre la possibilité de poser des questions.*
- *On peut aussi consulter le site Internet* ***www.drclic.com*** *(MST, sida, pratiques sexuelles).*

Chapitre 9

Les explorations en tout genre

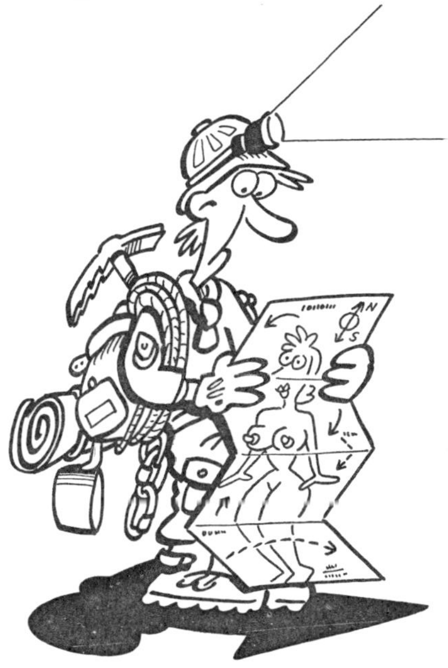

On n'imagine pas à quel point la sexualité humaine est inventive, évolutive, parfois très personnelle ! Quand on songe que l'immense majorité des animaux joue et rejoue sans fin le même scénario, à date fixe, lorsque la femelle est en chaleur et seulement là. Quelle que soit sa partenaire, le mâle fait le beau dans le but exclusif de se reproduire. Même s'il y trouve du plaisir (c'est bien le moins pour qu'il ait envie de perpétuer l'espèce !), il adopte toujours les mêmes comportements et ne prend jamais en compte le plaisir de sa partenaire. Et inversement.

L'homme peut, s'il le désire, ne pas limiter sa sexualité à un acte de reproduction, et son répertoire amoureux à l'unique position du missionnaire (l'un sur l'autre, à l'horizontale). Mais la fantaisie n'est pas innée et la sexualité s'apprend. Elle se maîtrise peu à peu avec le temps. L'apprentissage passe par des essais-erreurs et des explorations en tout genre. La période de l'adolescence est souvent peuplée d'expériences inédites : cassettes X, voyeurisme, etc., pour voir, essayer, savoir ce qui fait plaisir et ce qui fait désir.

Où est la norme ? Jusqu'où peut-on aller ? Quelles sont les limites à ne pas franchir ? Est-il « bien » ou « mal » de tenter certaines expériences ? L'éducation et la religion mettent des barrières destinées à « contenir » les excès, parfois dangereux. Ces expériences sont facteurs d'épanouissement et d'équilibre pour certains, de transgression et de culpabilité pour d'autres. À chacun de trouver sa voie, avec toujours en tête le respect de l'autre et de soi-même.

Les cassettes, jeux vidéo et films X

Toutes les générations de garçons ont fantasmé sur la représentation des corps nus dans les différentes positions de l'amour. L'avantage des images d'autrefois (manuels, revues), c'est qu'elles laissaient libre cours à l'imaginaire. L'avantage des images d'aujourd'hui (cassettes, jeux, mangas pornographiques), c'est qu'elles montrent mieux les choses ; leur inconvénient, qu'elles montrent mieux les choses aussi... Trop en voir diminue certains doutes mais en crée d'autres. On comprend mieux « la marche à suivre », mais les comparaisons sont souvent calamiteuses : la taille des sexes exposés, le temps des érections, tout cela laisse rêveur... Autre confusion possible : s'imaginer que tout le monde ne pense qu'à faire l'amour du matin au soir. Qu'une fille peut se déshabiller au bout de trente secondes et arracher sa chemise à un inconnu. Que la sexualité n'est faite que d'agressivité et de mépris, c'est-à-dire de rapports sado-maso. D'ailleurs, en consultation médicale chez le gynécologue, on commence à rencontrer des jeunes filles qui se plaignent de la sexualité trop « porno » de leur compagnon. Traduisez trop « hard », sans douceur ni préliminaires. La tendresse, l'affection, la délicatesse ou le respect de l'autre ne sont jamais montrés à l'écran, or ces sentiments sont les piliers de la relation amoureuse.

Est-il dangereux de voir des cassettes dès l'adolescence ? Cela peut-il avoir des répercussions sur sa sexualité à venir ? Non, tant que l'on sait qu'il s'agit là d'une toute petite partie de l'amour, tant que la cassette ne devient pas indispensable pour les rapports en couple, tant que ce n'est qu'un jeu pour rire entre copains et pour « apprendre ».

La masturbation

« La seule façon de faire l'amour avec quelqu'un qu'on aime vraiment bien », disait Woody Allen. Pourquoi fait-on cela ? À quoi ça sert ? Est-ce une déviation sexuelle ?

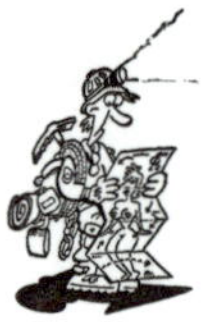

La masturbation est un acte naturel pratiqué par de nombreux animaux, l'homme y compris. Comment les bêtes s'y prennent-elles ? Facile : en balançant leur sexe ou en le frottant contre un arbre. Les bébés connaissent ce même plaisir instinctif. Selon le rapport Kinsey sur la sexualité humaine, la moitié des garçons découvrirait le plaisir sexuel avant l'âge de sept ans.

Le dictionnaire définit la masturbation comme une « activité visant à provoquer l'excitation des zones génitales, soit directement à main nue, soit au contact de tout objet directement appliqué sur le sexe pour le stimuler ». Cette pratique procure à la fois du plaisir et libère les tensions. Elle calme et apaise surtout en période d'anxiété ou de stress.

Mais alors, pourquoi est-elle si mal vécue dans nos cultures ? Pourquoi les parents qui surprennent ce geste chez leur (petit) enfant disent-ils : « C'est mal », « C'est sale », « C'est honteux », « Si tu continues, on va te le couper » ? L'histoire est ancienne... Le plaisir solitaire est avant tout réprouvé parce qu'il met en péril l'avenir de l'espèce humaine. La précieuse semence est perdue dans la nature au lieu de participer à la reproduction. Ironie de l'histoire, la masturbation est aujourd'hui considérée par les sexologues et les psychologues comme nécessaire à la découverte de l'intimité de son corps, donc, par contrecoup, à la procréation ; elle est l'atout nécessaire à une sexualité adulte épanouie. Se connaître mieux, c'est être plus sûr de soi. L'adolescent peut d'ailleurs joindre l'utile à l'agréable et apprendre de cette manière à ne pas être un éjaculateur précoce. Au lieu de se stimuler et d'en finir rapidement (en culpabilisant généralement), il peut au contraire prendre tout son temps, apprendre à retarder le moment du plaisir en cessant de se caresser au seuil de l'excitation, ce qui crée un conditionnement physiologique et une maîtrise enviable : le sex-contrôle.

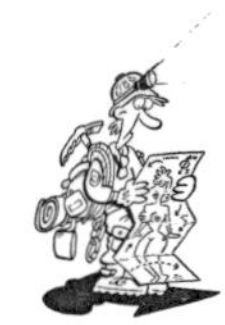

Alors, pour répondre aux questions de nombreux ados : la masturbation n'empêche pas de faire l'amour aux filles, au contraire, elle apprend à mieux leur faire l'amour. Elle ne rend ni sourd, ni malade, ni même stérile et elle ne déforme pas le pénis. Elle peut en revanche provoquer des échauffements, avec parfois brûlures au second degré (apparition d'une cloque). En ce cas, pas d'affolement, c'est impressionnant mais sans gravité ! Il suffit d'appliquer sur la zone lésée une crème apaisante comme la Biafine ® (radicale contre les brûlures) et d'attendre quelques jours que tout rentre dans l'ordre. Le seul vrai danger des caresses en solo est la tentation de fonctionner « en circuit fermé ». Comme on trouve ça plutôt bon, facile et pratique, on ne se donne même plus la peine de nouer des relations avec le genre féminin. D'où un risque d'isolement et d'enfermement.

L'alcool et la drogue

Permettent-ils de « se jeter à l'eau » plus facilement et d'aborder une fille ? Augmentent-ils les performances sexuelles ? La réponse est nuancée. L'alcool comme la drogue sont des « psychostimulants », actifs au niveau du cerveau. À dose modérée, ils lèvent les inhibitions (blocages) et permettent de « se lâcher », d'être plus entreprenant, parfois plus drôle ou déluré. Ils provoquent une légère euphorie, l'envie de rire, une détente, du plaisir.

Mais attention au revers de la médaille. L'inconvénient, c'est que très vite, ce sentiment de « pouvoir tout faire », dû au produit, peut donner l'impression qu'on est inhibé et bloqué lorsqu'on n'a pas le produit. Habitués à fonctionner à 200 à l'heure, certains supportent mal de rouler ensuite à 100 à l'heure, au régime sec, sans dopant. D'où la tenta-

♂

Un verre + un verre + un verre… c'est le flop !

Un demi de bière = un ballon de rouge = une coupe de champagne = une dose de whisky (un baby) = une dose de pastis = un verre de porto = ***une unité d'alcool = 10 g d'alcool pur****. (Une canette de bière à 5° = 1,5 unité d'alcool.)*

Lorsque vous buvez en boîte ou au restaurant un verre standard, vous consommez donc une unité d'alcool. La taille et la forme traditionnelles des verres sont adaptées à la densité d'alcool pur des différentes boissons. Le fait d'ajouter de l'eau au pastis, du coca au whisky, de l'orange à la vodka ne change pas la quantité d'alcool contenue dans le verre, cela ne fait que diluer le goût et l'alcool.

Si vous devez rentrer en scooter ou conduire une voiture après la fête, sachez que le taux d'alcool autorisé (0,5 g par litre de sang) correspond à peu près à trois verres standard pour un homme de 75 kg et à deux verres pour une femme de 60 kg.

tion de l'escalade ou l'idée d'essayer d'autres produits aux promesses mirifiques. Mieux vaut encore, si on a réellement peur d'une déroute sexuelle la ou les premières fois, prendre ponctuellement du Viagra, la petite « pilule bleue de l'amour » (en parler à son médecin).

Il faut savoir aussi que l'alcool comme le cannabis amplifient l'humeur du moment : si on est gai, on deviendra euphorique ; si on est triste, on pourra s'effondrer en larmes ; si on est fatigué, on s'endormira (et adieu les prouesses au lit) ; si on retient de la colère en soi, on deviendra agressif et violent. En tout cas, lorsqu'on n'est plus maître de soi, tout est possible : faire l'amour sans précaution ni préservatif avec une inconnue (très risqué !) ; commettre un acte sexuel non désiré et non protégé, et même, éventuellement, violer une fille (ou subir soi-même un viol). Les violences du samedi soir sont loin d'être exceptionnelles…

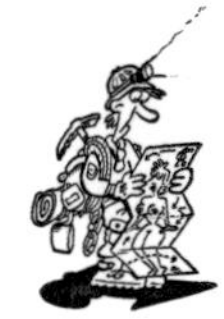

Forcer un peu une fille, c'est la violer ?

Le viol est une relation sexuelle non désirée. Mais comment faire la part des choses entre un vrai refus et du cinéma, entre ce qui est permis et ce qui est interdit ?

Un repère à avoir pour ne jamais aller trop loin : être respectueux de l'autre. Tant que la relation a lieu sans violence et sans contrainte, elle est normale. Mais, dès qu'elle s'inscrit dans la violence, la pression psychologique ou la soumission, elle est dangereuse et porte un nom : le VIOL.

Souvent à l'origine des dérapages : l'absence d'interdits et de tabous, l'imitation de scènes pornographiques (vues sur les K7, mangas et vidéos diffusées sur Internet), la répétition de violences subies soi-même et, souvent, le rôle stimulant de l'alcool, de la drogue et du groupe.

À plusieurs, a fortiori *après avoir un peu trop bu ou fumé, on accomplit plus facilement des actes qu'on n'aurait jamais osé faire seul. Cela s'appelle « viols en réunion ». Dans les cités, on parle plutôt de « tournantes ». Au fond d'une cave ou ailleurs, on passe à plusieurs sur une fille, histoire d'affirmer sa virilité au sein de la bande.*

Seulement, un passage à l'acte d'une poignée de secondes peut saccager toute une vie. Une fille violée peut en être traumatisée pour toujours, sa sexualité brisée et sa confiance envers les hommes détruite. La violence la plus dure selon les victimes n'est pas la blessure physique, mais ce terrible sentiment d'impuissance, le fait d'avoir été salie, souillée, prise comme un objet et niée en tant que personne.

S'imaginer qu'une fille violée ou tout simplement un peu *forcée y a quand même pris du plaisir est un mensonge que l'on se fait à soi-même, destiné à minimiser sa faute. Le viol est une situation plus fréquente qu'on ne l'imagine. Au collège et au lycée d'enseignement général, 13 % des filles de 13 à 17 ans disent avoir subi un rapport forcé. Dans l'enseignement technique, le chiffre grimpe à 31 %. Presque une fille sur trois ! La plupart des ados impliqués ne réalisent*

• • •

pas la gravité de leur acte. Pour eux, « c'est pas grave, puisqu'ils ont mis un préservatif ». La loi considère le viol comme un crime, jugé en assises : 15 ans de prison, voire plus, selon les circonstances. Les attouchements forcés ou agressions sexuelles le sont aussi. Malheureusement, là encore, les auteurs, parfois âgés de 13 ou 14 ans à peine, ne mesurent pas la gravité de leur geste. Ils sont pourtant jugés en cour d'assises des mineurs à partir de 13 ans. Ainsi, ce témoignage publié dans Le Nouvel Observateur *(25 au 31 janvier 2001). Ça se passe devant le tribunal, et c'est un jeune qui a forcé une copine à une fellation : « C'est rien, monsieur, une pipe. Clinton, lui, il a bien le droit ! » Sauf que Clinton l'a fait avec une Monica réjouie et consentante alors qu'une fellation forcée est un viol.*

Alors, oui pour boire en certaines occasions, oui pour faire la fête, mais à doses raisonnables (pas plus de 3 ou 4 verres en espaçant bien chaque prise d'alcool). Oui pour essayer par curiosité un « joint » ou, éventuellement, en fumer de temps en temps, à condition de ne pas essayer les autres produits, parfois mortels **dès la première fois** (exemple, l'ectasy : dans 1 cas sur 12 000, on peut mourir !).

Tout connaître sur les drogues qui circulent, leurs effets et leurs dangers

- *Site Internet* ***www.drogues.gouv.fr****, avec en plus la possibilité de poser des questions.*
- ***Drogues Info Service*** *: 0 800 23 13 13, 7 jours sur 7, 24 heures sur 24. Appel gratuit. Renseigne sur toutes les substances psychoactives, alcool, tabac et médicaments y compris.*

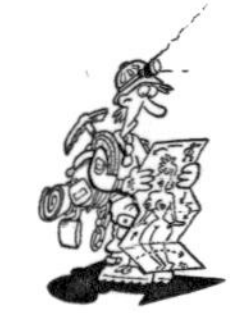

L'homosexualité

Le fait d'avoir un (ou quelques) rapport(s) sexuel(s) avec une personne de son sexe signifie-t-il que l'on est homosexuel? À l'adolescence, rien n'est gravé pour toujours, ni décidé de son orientation sexuelle définitive. On peut changer de comportement amoureux avec le temps et au fil de ses expériences. À cette période où les pulsions sont particulièrement fortes, beaucoup d'ados qui tentent l'expérience avec un garçon partent simplement à la recherche de leur double. Les jeux sexuels sont passagers et ils n'empêchent pas une attirance pour les filles. Parfois, les contacts physiques entre garçons résultent tout logiquement de la promiscuité et de l'absence de partenaires féminines. Le principe est que l'on « fait avec ce que l'on a ». Pas de quoi dramatiser, plus tard viendra le temps d'un vrai accomplissement sexuel. Il arrive encore que l'on mette volontairement à distance les filles parce qu'elles font peur et que l'on préfère se rassurer avec ses semblables.

À côté de cela, l'attirance véritable entre garçons existe aussi, parfois depuis l'enfance. Tout petits déjà, certains ont rêvé de jouer « au docteur et à l'infirmière » avec un garçon. Lorsque l'attirance est forte, elle se repère à des fantasmes érotiques très masculins, mais surtout – c'est un signe qui ne trompe pas – à une absence totale de désir pour les filles.

? *L'homosexualité est-elle héréditaire?*

Sans doute non, même si quelques travaux très approximatifs essaient de réduire l'homosexualité à une simple mutation génétique contre laquelle on ne peut rien, puisque ce serait « la faute aux gènes ou aux hormones ». Nous pensons, au contraire, que l'homosexualité est un vrai choix, affectif, psychologique et social, malheureusement difficile à assumer à cause de la norme sociale.

? *Si l'on a des doutes, à qui en parler ?*

Il n'est pas forcément indiqué de se confier à son meilleur ami : la loi du groupe a un telle importance, que le confident est parfois très intolérant et qu'il a vite fait de faire de son interlocuteur un « coupable », un monstre, voire une « tapette » méprisable. Mieux vaut s'adresser à un adulte proche et ouvert, à son médecin de famille ou, pourquoi pas, à un psychologue.

Mais, avant tout, il est indispensable d'apprivoiser pour soi cette réalité-là pour mieux la dire et mieux la vivre. Au clair avec soi-même, il est plus facile d'affronter les doutes, les sarcasmes ou la peine des autres. Les parents surpris, parfois effondrés, minimisent souvent la situation : « Mais non, ce n'est pas possible, tu n'as pas encore rencontré *la* fille que tu cherches, c'est tout », ou alors : « Tu verras, ça te passera, tu dois être fatigué. »

? *Et si ma petite amie avoue être attirée par les filles ?*

Les filles, plus facilement encore que les garçons, ont des rapports troubles avec leur « meilleure amie ». Elles ne passent pas toujours à l'acte, loin de là, mais fantasment beaucoup. Là encore, c'est tout à fait classique, et le plus souvent transitoire.

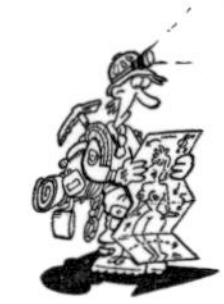

? *Et si mon meilleur ami (ou un proche) est homosexuel ?*

Si c'est le cas, pourquoi ne pas faire preuve de tolérance et de respect ? Après tout, pourquoi le choix de l'orientation sexuelle du plus grand nombre devrait-il être imposé à tous ? Qui peut juger l'autre ? Imagine-t-on seulement quelle souffrance il y a à découvrir son homosexualité, à entendre les camarades autour de soi traiter les autres de pédés ou de tapettes, alors qu'on se sent concerné ? À ne pas rêver comme ses amis de Laeticia ou d'Adriana ? À fantasmer sur un homme auquel on n'avouera jamais son secret ? À passer pour un « asexué » ou un « attardé » parce qu'on n'a pas encore « baisé » comme les autres ? La souffrance de ces ados est telle que, souvent, ils se replient sur eux-mêmes, enfouissent leur drame intime et parfois se suicident (on parle de 30 % de suicides en plus).

Si on vous fait l'amitié de vous mettre dans cette confidence, le mieux n'est-il pas d'accepter l'autre tel qu'il est en mettant les points sur les *i* : « Je t'aime comme tu es, mais comme ami » ? Voilà tout.

Les déviations sexuelles

Déviations sexuelles, cela signifie quoi au juste ? Autrefois, on parlait de « perversions sexuelles », un mot aux connotations morales plus fortes, laissant entendre l'idée de maladie mentale, de mal et de cruauté avec désir de nuire. Déviation signifie simplement écart par rapport à la norme de la société. Ici, plus de notion de bien ou de mal, simplement une notion « géographique » ou « statistique » : on dévie du chemin tracé par la majorité. Une déviation peut être une simple fantaisie sexuelle ou un vrai problème pathologique. La frontière n'est pas toujours évidente.

De fait, tout le monde peut un jour ou l'autre être voyeur, exhibitionniste, masochiste ou sadique... Tout le monde à un degré ou à un autre (il suffit par exemple de regarder une cassette X entre amis). Ce qui fait la différence entre un voyeur d'un jour et un vrai voyeur, c'est la répétition de ce comportement et l'impossibilité de trouver du plaisir autrement. C'est aussi le fait de vivre ses fantasmes. La déviation a besoin d'un passage à l'acte et d'une mise en scène, sinon l'excitation sexuelle demeure insuffisante. Lorsqu'on se contente au contraire de rêver la situation, lorsque celle-ci reste imaginaire, ce n'est pas une déviation sexuelle, c'est un fantasme.

Mais au fond, quel problème y a-t-il à emprunter un chemin sexuel différent de la norme ?

D'abord, comme avec la drogue, il y a l'escalade. Il faut aller toujours plus loin dans ses expériences pour provoquer une excitation. Au début, le voyeur se contentera de cassettes X, puis il espionnera les autres en train de faire l'amour, puis il demandera à regarder sa partenaire avoir une relation avec un autre, etc. D'où, justement, le problème de la partenaire. Est-elle d'accord avec ce qu'on lui demande ? Doit-elle faire plaisir à son amant en niant ses propres principes ? Il y a de fortes chances qu'elle se sente humiliée et refuse.

▸ Quelques exemples de déviations

Le voyeuriste est plus excité à l'idée de voir les autres faire l'amour que d'agir lui-même. Il est passif, souvent caché.

L'exhibitionniste, à l'inverse, va exhiber sa nudité et plus particulièrement son sexe (c'est le fameux « Monsieur

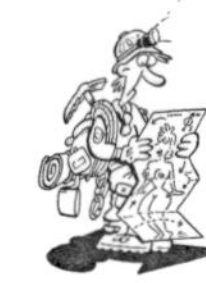

à l'imperméable »). Il est généralement inoffensif et passe rarement à l'acte. Le trouble provoqué chez l'autre (peur, dégoût ou surprise) le stimule sur le moment ou ensuite au cours de la masturbation. Il n'est pas rare que se forment des couples « voyeur-exhibitionniste », en ce cas, tout le monde est content.

Le fétichiste a besoin d'un objet fétiche pour être excité au cours de l'acte sexuel (une chaussure, un sous-vêtement, une tenue spéciale, etc.). Très souvent, son comportement est lié à un souvenir d'enfance qui a provoqué une intense émotion sexuelle. Il a fixé par hasard, à cet instant, un objet particulier et il cherche à reproduire coûte que coûte ce même environnement pour retrouver la même émotion. L'inconvénient, c'est que, pour parvenir à l'orgasme, l'objet va davantage compter que la partenaire !

Le masochiste éprouve le besoin de souffrir. Pourquoi une telle bizarrerie, alors que l'acte sexuel est *a priori* un acte d'amour qui fait du bien ? Le masochiste a pu, alors qu'il était enfant, être sévèrement puni par ses parents ou ceux qui l'ont éduqué, après une masturbation, ce qui a favorisé l'association d'idées « sexualité = souffrance ». Il a pu ressentir, au cours d'une fessée reçue (ou d'insultes proférées), un plaisir sexuel inoubliable. De là est née sa déviation. Il réclame à sa partenaire des sévices corporels plus ou moins sévères, mais surtout d'être humilié ou puni.

Le sadique est l'inverse du masochiste. Il a besoin de faire mal, d'insulter, de punir, pour être excité. Voilà pourquoi se forment des couples « sado-maso ». La violence y est consentie et recherchée. Est-elle pour autant plus acceptable ? Difficile de juger. Là encore, tout dépend des limites.

Certaines déviations sont peu glorieuses, voire franchement criminelles : la zoophilie (relation avec un animal), la pédophilie (l'adulte impose des relations sexuelles à des enfants ou des adolescents à peine pubères), la pédérastie (il recherche des relations avec des enfants exclusivement de son sexe), etc.

La déviation sexuelle exclut, le plus souvent, l'épanouissement des deux partenaires du couple pour n'en privilégier qu'un seul, elle crée donc solitude et souffrance.

Est-ce une maladie ? Tant qu'on n'impose pas ses « lubies » à une personne qui les réprouve et que l'on peut vivre aussi sa sexualité comme tout le monde, la réponse est non ; en revanche, si c'est impossible, s'il faut vraiment voir ou se montrer, faire mal ou avoir mal, il y a problème et il faut se soigner au moyen d'une psychothérapie. Le thérapeute aidera à découvrir pourquoi on fonctionne ainsi et comment on peut sortir de ce cercle vicieux.

Numéros verts gratuits

- ***Allô Enfance Maltraitée :*** *le 119 et le 0 800 05 41 41.*
- ***SOS Viols-Femmes-Informations****, du lundi au vendredi, de 10 heures à 19 heures : 0 800 05 95 95. Les garçons appellent aussi, souvent après les vacances (viols en colonie) ou après la rentrée (bizutage).*

Dictionnaire de l'amour et du sexe

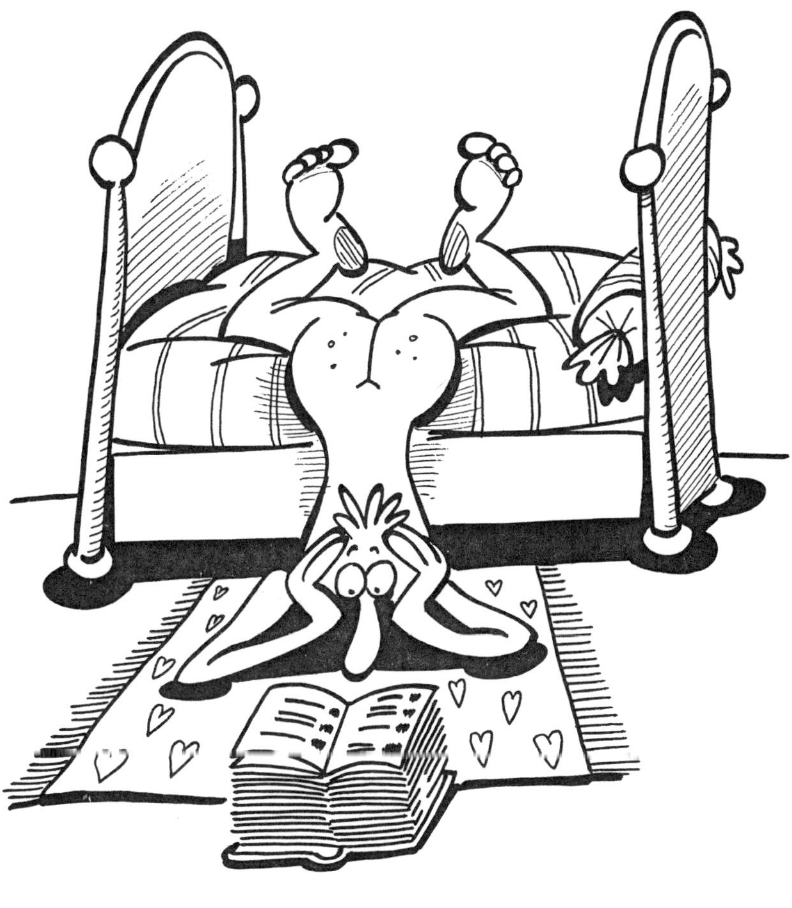

A

Abstinence : absence de rapports sexuels plus ou moins prolongée.

Abus sexuel : utilisation de l'enfant ou du jeune adolescent pour le plaisir de l'adulte, selon la définition légale. Mais on peut aussi considérer qu'il y a abus, lorsqu'un adolescent use de son autorité ou de la contrainte pour forcer un enfant ou un ado plus jeune à lui faire des caresses intimes (fellation, etc).

Adolescence : période comprise entre l'enfance et l'âge adulte, dont les premières manifestations physiques et psychologiques débutent à la puberté.

Androgènes : hormones mâles dont la plus connue est la testostérone.

Anorgasmie : absence d'orgasme se manifestant souvent chez l'homme par une absence d'éjaculation.

Aphrodisiaque : substance censée stimuler le désir et les performances physiques, voire redonner de la vigueur aux organes génitaux. Au bataillon desquelles le ginseng, le piment, le bois bandé, la corne de rhinocéros pilée, bref, du folklore.

Aphrodite : déesse de l'Amour, née de l'écume d'une vague. Chez les Romains, elle est baptisée Vénus.

Attouchement : caresse des parties sexuelles. On parle généralement d'attouchement en cas de pédophilie ou de viol.

Avortement : interruption de grossesse médicale ou spontanée (fausse couche).

B

Back-room : arrière-salle dans les bars gay où ont lieu des contacts sexuels plus ou moins « poussés ».

Baiser : « donner un baiser » signifie s'embrasser, « baiser » tout court veut dire faire l'amour. Terme très familier en ce cas, parfois vulgaire.

Bisexualité : relations sexuelles avec filles ou garçons, au fil de son humeur et des rencontres. Le bisexuel vit souvent des relations « hétéro », épisodiquement entrecoupées de relations homosexuelles.

Bourses (les) : sacs qui entourent les testicules, à ne pas confondre avec le haut lieu de l'économie et du Nasdaq, *la* Bourse. Quoique... les bourses, justement, sont aussi surnommées les précieuses.

C

Canal déférent : canal fin et long de 35 cm, reliant chaque testicule à la prostate, d'où part le canal de l'urètre.

Candidose : mycose due à une prolifération anormale de champignons (*candida albicans*) qui se manifeste par des démangeaisons, des rougeurs et des brûlures au niveau du pénis chez le garçon ou du vagin et de la vulve chez la fille.

Capote : nom familier du préservatif. Au XVIIIe siècle, en Angleterre, on fabrique le *reading coat* (ou redingote) à partir de boyaux de mouton, d'où l'origine de l'expression « capote anglaise ».

Castration : ablation accidentelle ou chirurgicale des testicules (et parfois du pénis) chez l'homme, ce qui entraîne la suppression de la sécrétion des hormones sexuelles. Voilà pourquoi les « castrats » d'autrefois chantaient d'une voix si pure et si efféminée. Le dernier grand castrat de l'Église quitta sa fonction en 1913. Autrefois, en Inde, la castration devait permettre d'atteindre le plus haut degré de la spiritualité. On dit que l'on se sent « castré » par quelqu'un lorsqu'on veut exprimer le fait qu'il empêche notre épanouissement et notre développement personnel.

Célibat : on vit seul, ni en concubinage, ni marié.

Chasteté : abstinence volontaire et durable, le plus souvent pour raison religieuse ou d'éducation (chasteté avant le mariage).

Chaude-pisse : mot familier synonyme de blennorragie. C'est une maladie sexuellement transmissible, qui se manifeste notamment par des brûlures sévères en urinant et un écoulement de pus au bout du pénis.

Chlamydiae : bactérie responsable d'une MST pouvant entraîner des risques de stérilité chez l'homme ou chez la femme.

Circoncision : suppression du prépuce qui recouvre le gland pour raisons rituelles chez les juifs et les musulmans, ou pour raisons médicales (orifice du prépuce trop serré).

Clitoris : organe sexuel érectile féminin situé entre les deux petites lèvres, en haut, à l'entrée du vagin. Cette zone ultra-sensible est recouverte de très nombreux récepteurs sensoriels et filets nerveux. Elle est l'un des grands déclencheurs du plaisir féminin.

Coït : terme utilisé pour les animaux comme pour l'homme signifiant accouplement et pénétration.

Concubinage : vie en couple sans être marié.

Condom : synonyme de préservatif. C'est le Dr Condom, médecin personnel de Charles II, roi d'Angleterre et contemporain de Louis XIV, qui l'aurait proposé à son Altesse britannique pour lui éviter une trop grande marmaille illégitime. En souvenir du bon docteur, on a baptisé le préservatif condom.

Condylome : petite « verrue » pas forcément visible, due au papillomavirus. Elle est très contagieuse et souvent localisée au niveau des organes sexuels. Chez les femmes, elle peut entraîner un risque de cancer du col de l'utérus, si elle n'est pas traitée.

Contraception : tous les moyens mis en œuvre pour empêcher une grossesse (pilule, stérilet, préservatif, spermicide, etc.).

Corps caverneux : deux cylindres situés dans la verge qui permettent de créer l'érection en se gorgeant de sang.

Coup de foudre : rencontre entre deux personnes qui, dès le premier regard, provoque un émoi intense, brusque et saisissant comme la foudre tombant du ciel.

Cunnilingus : caresse des organes sexuels féminins avec la langue. On parle aussi de caresses bucco-génitales (comme pour la fellation).

D

Décalotter : faire coulisser la peau du prépuce sur le gland pour le découvrir au cours de la toilette ; pour faciliter la masturbation ou la pénétration.

Déflorer : faire l'amour pour la première fois à une jeune fille vierge. La pénétration rompt l'hymen.

Dépuceler : terme d'argot qui signifie déflorer une pucelle, c'est-à-dire une fille vierge.

Désir : envie de faire l'amour, pulsion et attirance pour l'autre, qui s'exprime souvent par une érection chez l'homme et une sensation de chaleur dans le ventre chez la femme, avec une lubrification du vagin.

Détumescence : perte de l'érection souvent après l'éjaculation. Le pénis devient mou.

Déviation : comportement sexuel en dehors de la norme sociale, variant donc en fonction des époques et des cultures. Autrefois, on parlait de perversion.

E

Échangisme (ou mélangisme) : échange de partenaires au cours de la relation sexuelle. Il existe des clubs échangistes.

Éjaculation : émission de sperme très souvent associée à un plaisir intense

Épididyme : fin canal de 6 mètres de long enroulé en pelote sur lui-même au-dessus du testicule (donc en apparence, il ne fait que quelques centimètres), qui assure la maturation des spermatozoïdes afin de les rendre fertiles et qui les achemine ensuite vers le canal déférent.

Érection : gonflement et durcissement du pénis suite à une émotion forte (excitation, plaisir, stimulation) ou à une cause « réflexe » (vessie pleine au réveil, au froid).

Éros : fils d'Aphrodite et dieu de l'Amour. Il porte aussi le nom de Cupidon.

Érotique : sensuel, voluptueux qui incite au désir. Lire, voir, entendre, sentir, toucher et être touché, tout cela participe à l'érotisme d'une situation.

Œstrogène : hormone sexuelle féminine sécrétée par l'ovaire et, en faible quantité, par les glandes surrénales, chez les filles et les garçons. Un excès entraîne chez l'homme un gonflement des seins, une diminution des poils, une silhouette féminisée.

Eunuque : homme castré particulièrement apprécié des sultans et pachas, pour la garde de leur harem. Dans l'Orient ancien, les eunuques étaient souvent conseillers des empereurs, à cause de leur réputation de sagesse, de loyauté et de leur détachement des passions humaines.

Exhibitionniste : personne qui aime exhiber son sexe et trouve son plaisir dans le trouble suscité chez l'autre.

F

Fantasme (sexuel) : scénario imaginaire qui provoque une stimulation érotique. Généralement, il n'est pas suivi d'une mise en acte.

Fellation : caresse du pénis avec la bouche.

Fétichiste : personne qui a besoin d'un objet fétiche pour être excitée au cours de l'acte sexuel (chaussure, sous-vêtement, etc).

Fidélité : conduite qui consiste à n'avoir aucune aventure en dehors du couple par attachement, par conviction religieuse ou... par souci de s'éviter des scènes de ménage.

Flaccidité : état normal du pénis au repos (mou, sans érection).

Frein : zone située sous le gland, reliant le prépuce à la verge par un petit filet. Lorsque le frein est trop court, le décalottage est douloureux, et le pénis peut, éventuellement, être courbé vers le bas.

Frigidité : absence de plaisir ou de désir, ou les deux en même temps. Ce terme souvent utilisé pour les femmes peut également s'appliquer aux hommes puisque la frigidité masculine existe.

Frustration : gêne ou sentiment éprouvé à la suite d'un désir inassouvi.

G

G (comme « point G ») : zone pas plus grosse qu'une pièce de monnaie, située à l'entrée du vagin, dans sa partie supérieure (donc en haut et en avant lorsque la partenaire est couchée sur le dos). Ce point précis donne des sensations agréables, mais rarement des orgasmes, comme on l'a d'abord imaginé.

Gay : terme français au départ, utilisé dès le XVIe siècle pour désigner les homosexuels. C'est au XIXe siècle qu'il devient, aux États-Unis, le terme de ralliement de la communauté « homo ».

Génital (organe) : organe sexuel et reproducteur (testicules et verge chez le garçon).

Gland : extrémité du pénis très sensible. C'est sa stimulation qui déclenche l'éjaculation.

Godemiché (diminutif gode) : instrument de plaisir qui imite la forme du pénis en érection. Les premiers remontent à l'Antiquité.

Gynécomastie : augmentation temporaire ou définitive du volume des seins chez le garçon, due à des modifications hormonales.

H

Hédonisme : philosophie prônée par les Grecs anciens, qui encourage la recherche du plaisir et de la volupté comme un but de l'existence.

Herpès : maladie due à un virus, le plus souvent localisé au niveau de la bouche, de la zone génitale ou anale. « Bouton » très contagieux dès les premiers picotements.

Hétérosexualité : attirance sexuelle entre personnes de sexes opposés. L'homme et la femme sont anatomiquement et physiologiquement complémentaires. Tout est prévu par la nature dans le but de la procréation et de la perpétuation de l'espèce. Les couples hétérosexuels sont très majoritaires – et de ce fait considérés comme la norme.

Homosexualité : attirance sexuelle entre personnes de même sexe. Elle implique des pratiques sexuelles spécifiques. Entre hommes, la pénétration se fera au niveau de l'anus. Elle n'est pas obligatoire et les jeux sexuels peuvent se limiter à la masturbation, la fellation et aux caresses. Chez les femmes, la masturbation et les caresses peuvent mener à l'orgasme, la relation peut se compléter par la pénétration de doigts ou d'objets dans le vagin. Depuis 1974, l'homosexualité n'est plus considérée comme une maladie mentale mais tout simplement comme le choix d'aimer autrement, d'user de son corps dans un registre différent, qui n'exclut ni l'amour, ni la tendresse, ni la fidélité.

Hormone : messager chimique sécrété par une glande, diffusé dans le sang et actif à distance sur des organes récepteurs cibles. Ex : la testostérone sécrétée par les glandes génitales mâles (testicules) est responsable en bout de chaîne de l'apparition des poils, du changement de la voix, etc.

Hymen : fine membrane souple qui barre l'entrée du vagin mais qui comporte un petit orifice par lequel passe le sang des règles. C'est dans cet orifice qu'un petit tampon peut être introduit sans déchirer l'hymen.

Hypophyse : minuscule glande du cerveau qui agit hormonalement, directement sur les organes génitaux. Elle reçoit ses ordres de l'hypothalamus.

Hypothalamus : petite glande située à la base du cerveau qui contrôle hormonalement notre vie sexuelle et nos pulsions. Les émotions, les événements conscients ou inconscients interfèrent aussi sur elle.

I

Idylle : histoire d'amour, tendre et romantique, généralement chaste. Une « histoire idyllique » est idéale, merveilleuse, sans nuage...

Impuissance : trouble de l'érection presque toujours passager et provisoire chez l'adolescent.

Inceste : relation sexuelle entre un enfant et son père ou sa mère, ou entre frère et sœur. C'est un interdit fondamental dans la culture humaine. La loi punit sévèrement l'adulte qui a ce type de pratique avec l'enfant ou l'adolescent considéré comme sa victime.

Inconscient : pensées non conscientes ou refoulées par la personne car trop douloureuses ou gênantes. L'inconscient, découvert par Freud (le père de la psychanalyse), est à l'origine de l'ensemble des pulsions. La psychanalyse permet de retrouver ces pensées et de comprendre les systèmes de fonctionnement et de défense de chacun.

Inhibition : terme psychologique qui veut dire blocage. On peut se sentir très inhibé face à une nouvelle partenaire, même si elle nous plaît beaucoup.

J

Jardin secret : pensées intimes de chacun (sentiments, secrets, fantasmes, etc.). À cultiver ou à partager, un peu comme on le sent.

Jouissance : satisfaction sexuelle très souvent associée à l'idée d'orgasme. Les filles ont besoin de plus de temps pour l'atteindre, donc ne pas oublier les caresses préliminaires.

K

Kama Sutra : célèbre traité de l'amour indien réunissant des textes sacrés et illustrations, probablement écrit vers le milieu du IVe siècle. Les différentes positions de l'amour y sont détaillées.

L

Latex : matière avec laquelle sont fabriqués les préservatifs et... toute une panoplie d'objets fétichistes (culottes, vêtements spéciaux, etc.). Pour la petite histoire, le latex a connu son heure de gloire grâce à la vulcanisation (on ajoute au caoutchouc du soufre lors de sa cuisson), ce qui lui confère une solidité et une élasticité plus importantes. Cette découverte en 1839 va permettre à l'industriel Mac Intosh de produire en série ce « vêtement à usage intime ».

Lesbienne : femme attirée sexuellement par les femmes. L'origine du mot vient de l'île grecque Lesbos en mer Égée, où vivaient des femmes homosexuelles.

Libido : s'emploie le plus souvent pour désigner le désir sexuel, mais peut tout aussi bien désigner la pulsion de vie en général.

Lubrifié : on parle de sexe lubrifié (vagin bien mouillé) ou de préservatif sur lequel on a déposé un film lubrifiant pour faciliter la pénétration. La lubrification du vagin est l'équivalent féminin de l'érection chez l'homme.

Luxure : recherche effrénée des plaisirs sexuels, donc tout l'inverse de la chasteté. La luxure est l'un des sept péchés capitaux, qui comptent aussi la paresse, l'envie, l'orgueil, la gourmandise, la colère, l'avarice. Exactement comme dans le film *Seven*.

M

Macho : attitude ou comportement qui met en avant la supériorité de l'homme du simple fait qu'il a un pénis. Les femmes préfèrent les hommes virils aux machos ; elles recherchent un égal complémentaire.

Majorité sexuelle : en France, elle est fixée à 15 ans, pour les hétérosexuels comme pour les homosexuels. Un adulte qui aurait donc des rapports avec un adolescent de moins de 15 ans serait passible d'une condamnation.

Masochiste : personne qui, pour éprouver du plaisir (sexuel ou pas), ressent le besoin de souffrir ou de se sentir humiliée.

Masturbation : stimulation des organes génitaux à l'aide de ses doigts ou d'un objet.

Mononucléose infectieuse : « maladie du baiser » transmise par la salive. Elle donne mal à la gorge, des ganglions le long du cou, une fièvre modérée et une forte fatigue.

MST : maladie sexuellement transmissible, par définition contagieuse. Il est indispensable de la repérer, d'alerter sa (ou ses) partenaire(s) et de la traiter afin d'éviter des conséquences parfois sérieuses (stérilité, douleurs, etc).

Mycose : maladie due à des champignons (souvent les *candida*). Chez la femme, elle peut survenir après avoir pris des antibiotiques et se transmettre ensuite au cours de rapports sexuels. Elle n'est pas due à un manque d'hygiène.

N

Nymphomane : femme au désir sexuel inassouvi, même lorsque les rapports sont très nombreux. Comportement qui prête peut-être à sourire ou à rêver, mais la nymphomanie est une vraie souffrance, un peu comme si on était une droguée du sexe toujours en manque. L'équivalent existe chez le garçon.

O

Œdipe (complexe) : terme défini pour la première fois par Freud. Ce complexe a pour objet l'attachement du fils pour sa mère et de la fille pour son père, surtout entre 3 et 6 ans. À l'adolescence, l'enfant vit ses premières aventures amoureuses et se détache progressivement du parent de sexe opposé.

Onanisme : terme synonyme de masturbation. Ce mot vient d'Onan, personnage biblique qui, de par la loi juive, a dû s'unir (à contrecœur) à sa belle-sœur veuve et sans enfant, pour assurer la continuité de sa lignée. Il répandait sa semence à l'extérieur pour ne pas lui faire d'enfant.

Orchite : inflammation des testicules, souvent à la suite d'une infection.

Orgasme : jouissance recherchée au cours de l'acte sexuel. 8 secondes de bonheur en moyenne... Heureusement, la relation amoureuse ne se limite pas à l'orgasme !

Orgie : fête sensuelle souvent assimilée à une « partouze », c'est-à-dire à une réunion où l'on fait l'amour en groupe.

P

Panne : perte d'érection momentanée généralement due à la fatigue ou au stress.

Pédéraste : homme pratiquant des jeux sexuels ou ayant des relations avec des garçons pubères.

Pédophile : homme pratiquant des jeux sexuels ou ayant des relations avec des enfants ou adolescents de moins de 15 ans.

Pénis : organe sexuel masculin. Le terme plus médical est verge, phallus s'utilise plutôt lorsqu'il s'agit du symbole de la virilité masculine. Le nombre très impressionnant de termes familiers ou d'argot qui le désignent en dit long sur l'intérêt porté à cet « instrument vital ».

Phéromone : hormone odorante sécrétée par l'animal (et sans doute par l'*homo sapiens*) pour provoquer le désir et attirer son ou sa partenaire.

Phimosis : rétrécissement de l'orifice du prépuce qui gêne le décalottage. Nécessite parfois un petit acte chirurgical.

Pilule : moyen de contraception préféré des adolescentes pour éviter une grossesse. La pilule pour homme est testée un peu partout dans le monde, mais elle est loin d'être au point.

Pollution nocturne : terme un peu démodé et péjoratif faisant allusion aux éjaculations spontanées lorsqu'on dort. C'est souvent ainsi que l'adolescent découvre qu'il est capable d'éjaculer.

Porno (film, cassette, etc.) : scènes ou images destinées à produire une excitation sexuelle. Mais attention, de plus en plus d'entre elles mettent en scène la violence sado-maso et l'humiliation de femmes avilies. On est alors bien loin de l'érotisme, du libertinage léger et de la passion.

Positions : la plus classique est celle du missionnaire : l'homme est allongé sur la femme et la pénètre. Un peu plus acrobatique, la levrette : la femme est allongée sur le ventre, fesses légèrement surélevées, son partenaire au-dessus d'elle la pénètre dans le vagin. La position choisie met en jeu l'imaginaire, le domaine affectif et symbolique, la pudeur. Certains préfèrent des attitudes plus ou moins dominantes, passives ou dévoilées...

Prépuce : peau qui recouvre le gland des hommes non circoncis.

Préservatif : actuellement le seul moyen de contraception masculin. Il existe depuis déjà 5 000 ans, puisqu'on sait que les Égyptiens utilisaient des vessies d'animaux pour se protéger des maladies vénériennes. Les Romains ont fait appel aussi au boyau de porc ou de bouc. Louis XIV l'utilisa, en soie ou en velours, maintenu par un ruban de couleur. Dans *La Philosophie du boudoir* (1795), le marquis de Sade évoquait « le petit sac de peau de Venise dans lequel la semence coule sans risquer d'atteindre son but ». Depuis peu, il existe un préservatif féminin en polyuréthane.

Priapisme : érection prolongée d'au moins trois heures. A priori, le rêve, sauf que là, la tension excessive de la verge fait souffrir, et les corps caverneux, responsables de l'érection, risquent d'être sérieusement endommagés. Exceptionnel chez les adolescents.

Puberté : phénomène biologique et physiologique qui marque le commencement de l'adolescence (apparition des poils, etc.).

R

Rapport sexuel : souvent synonyme de pénétration. Pourtant des contacts très « chauds » et poussés, sans pénétration, peuvent être assimilés à de véritables rapports intimes : fellation, cunnilingus, caresses, etc.

Relapse : relâchement des pratiques de prévention sexuelle. La peur suscitée par le sida diminue, les ventes de préservatifs stagnent, les *back-rooms* se multiplient, le recours au dépistage baisse, le nombre de MST augmente. Toutes ces tendances laissent craindre un relâchement de la vigilance face au sida. Pourtant, la situation reste préoccupante : le nombre de personnes vivant avec le VIH s'accroît (120 000). Le nombre annuel des nouvelles contaminations est estimé entre 4 000 et 6 000. Les effets secondaires et les résistances aux trithérapies augmentent. Pour la première fois depuis 1998, le mode de contamination hétérosexuel est prédominant.

Retrait : méthode naturelle de contraception qui consiste à se retirer de sa partenaire juste avant l'éjaculation. Technique vieille comme Mathusalem, mais non recommandée.

S

Sadique : personne qui a besoin d'humilier, de faire mal, d'insulter, de punir, pour se sentir exister ou être excitée.

Safe sex : en français « sexualité sans risques ». Terme qui s'est répandu après l'apparition du sida dans les milieux homosexuels puis hétérosexuels. Consiste à limiter les rapports à des caresses sans pénétration et à des jeux de masturbation ; il s'agit d'une sexualité « à distance » où l'utilisation du préservatif, de doigtier, etc. est le minimum indispensable.

Scrotum : synonyme de bourses, sacs qui enveloppent les testicules, les protègent et les maintiennent.

Séropositif : on est séropositif lorsqu'on a contracté le virus du sida mais qu'on ne souffre pas de la maladie. Même sans symptôme, on peut transmettre le sida quand on est séropositif.

Sexualité : ensemble de comportements physiques, psychologiques et relationnels destinés, à terme, à assurer la perpétuation de l'espèce. Chez l'homme, sexualité, reproduction et amour sont pourtant indépendants. L'être humain est le seul mammifère évolué qui ait à la fois inventé l'érotisme et les fantasmes. Il est aussi le seul capable de maîtriser ses pulsions sexuelles et de tenir compte du désir de l'autre.

SIDA : « S » comme syndrome (ensemble de symptômes), « I » comme immuno (l'organisme fabrique des substances pour lutter contre les virus et les bactéries ; ces substances constituent les défenses immunitaires), « D » comme déficience (l'organisme sans défense est la proie de toutes les infections), « A » comme acquise (la maladie s'attrape, elle n'est pas héréditaire).

Smegma : substance sécrétée entre le prépuce et le gland chez l'homme non circoncis pour faciliter le décalottage. Hygiène régulière indispensable afin d'éviter les risques d'adhérence.

Sodomie : pénétration par l'anus, chez l'homme ou la femme, qui, avec l'habitude, peut procurer du plaisir. Cette pratique nécessite une stimulation très progressive, de la délicatesse et l'utilisation de lubrifiants afin d'éviter des saignements et des douleurs. Préservatif indispensable avec un(e) partenaire non stable ou nouveau.

Soixante-neuf : fameuse position de l'amour où les deux partenaires sont tête-bêche (69) et se lèchent les organes sexuels.

Spermatozoïde : cellule reproductrice du garçon. Chaque jour, des millions de spermatozoïdes sont fabriqués. S'il n'y a pas d'éjaculation, ils s'autodétruisent au bout de quelques jours et sont remplacés par de fringants arrivants. Contrairement à la femme, l'homme peut fabriquer des spermatozoïdes toute sa vie et faire des enfants à un âge avancé.

Spermicide : « antidote » contre les spermatozoïdes. Contraception locale mise dans le vagin sous forme d'ovule, gel, éponge, etc. 5 % d'échecs.

T

Testicules : deux glandes génitales mâles chargées de produire les spermatozoïdes et de sécréter les hormones sexuelles.

Testostérone : principale hormone mâle sécrétée par les testicules, chez les garçons, et en faible quantité, par les glandes surrénales, chez les filles et les garçons. Sa déficience entraîne chez l'homme une perte des poils sur le corps, une diminution de la musculature, des difficultés sexuelles, etc.

U

Urètre : canal urinaire qui part de la vessie et aboutit à l'extérieur, au niveau du méat urinaire (orifice du pénis). Il conduit l'urine et le sperme venu du canal déférent.

V

Vénérienne : on parlait autrefois de maladies vénériennes, aujourd'hui, on préfère parler de MST.

Vibro-masseur : appareil vibrant utilisé le plus souvent par les femmes pour provoquer des sensations agréables ou des orgasmes.

Viagra : premier comprimé qui permet de retrouver une érection au bout d'une heure. Surnommé « pilule de l'amour ».

VIH : virus de l'immunodéficience humaine responsable du sida.

Viol : selon la loi, il s'agit d'une « pénétration sexuelle commise avec violence, sous la contrainte, par surprise ou par la menace ». C'est un crime jugé aux assises, passible de 15 ans de prison, voire plus, selon les circonstances. Le viol entre adolescents existe aussi et il peut être puni jusqu'à 10 ans après les faits. Selon les chiffres de Viol-Femmes-Informations, environ 45 % des appelants ont moins de 15 ans, 12 % ont entre 15 et 18 ans. Les victimes sont des filles dans 90 % des cas et des garçons, dans les 10 % restants.

Virilité : souvent assimilée à la puissance sexuelle masculine. Nécessite certains attributs physiques et comportementaux : poils (mais pas forcément), muscles proéminents, épaules carrées, prestance, assurance, courage, statut social, attitude protectrice à l'égard des femmes. Rien à voir avec le machisme.

Voyeuriste : personne qui est plus excitée à l'idée de voir les autres faire l'amour que d'agir elle-même. Elle est passive, souvent cachée.

Vulve : partie extérieure du sexe féminin comprenant les grandes lèvres, les petites lèvres et le clitoris.

X

X : lettre la plus « hot » du dictionnaire, symbole de la pornographie. Le classement X des films, créée en 1975, entraîne une projection dans des salles spécialisées, avec interdiction aux mineurs de moins de 18 ans.

Y

Y : le chromosome sexuel Y se trouve exclusivement chez le garçon, dont la formule génétique est symbolisée par XY ; les filles, elles, ont deux chromosomes sexuels X, leur formule est XX.

Z

Zizi : mot utilisé par les enfants comme par les adultes pour *le* désigner pudiquement.

Zoophilie : déviation qui fait rechercher un contact sexuel avec un animal.

Zorro : version latino du prince charmant, remise au goût du jour par le sensuel Antonio Banderas.

Adresses utiles

Allô Enfance Maltraitée : 119 et 0 800 05 41 41

Association des centres de régulation des naissances de l'Assistance publique-hôpitaux de Paris : Hôpital Saint-Louis, 1, avenue Claude-Vellefaux, 75010 Paris, 01 42 49 91 39

Association pour la contraception d'urgence ou du lendemain : Centre d'orthogénie de l'hôpital Broussais, 92, rue Didot, 75014 Paris, 01 43 95 90 60

CNIDF (Centre national d'information et de documentation des femmes et des familles) : 01 43 31 77 00

Croix-Rouge Écoute : 0 800 858 858

Drogues Info Service : 0 800 23 13 13, 7 jours sur 7, 24 heures sur 24. Appel gratuit.

Fil Santé Jeunes : 0 800 235 236

Hépatite Info Service : 0 800 845 800

Kiosque Info Sida : 01 44 78 00 00

La Ligne de Vie : 0 801 037 037

Le site Internet de l'association **Aides** : www.aides.org, fournit des flashes info et offre la possibilité de poser des questions

Mouvement français pour le planning familial : 4, square Saint-Irénée, 75011 Paris, 01 48 07 29 10

Paris Ados Service : 01 42 40 20 42

Préservatifs gratuits : 0 800 01 39 32

RESO : 0 800 232 600

Sida Info Service : 0 800 840 800

Site Internet **www.drogues.gouv.fr**, avec en plus la possibilité de poser des questions

Site Internet **www.drclic.com** permet devant tout symptôme de savoir quoi faire, qui appeler, dans quel délai et de connaître sa gravité

www.gyneweb.com

www.norlevo.com

www.pilado.com

SOS Amitié : 01 42 96 26 26

SOS Dépression : 01 45 22 44 44

Adresses utiles

SOS Drogue-Police : 0 800 14 21 52
SOS Grossesse : 01 45 82 13 14 ou 01 45 84 55 91.
E-mail : info@sosgrossesse.org
SOS Viols-Femmes-Informations, du lundi au vendredi, de 10 heures à 19 heures : 0 800 05 95 95
Suicide Écoute : 01 45 39 40 00
Vivre Son Deuil : 01 42 38 08 08

Index

A

B

C

D

E

F

G

H

I

L

M

Remerciements

Merci à mes enfants, Lisa, Robin et Ariane, qui ont apporté à l'élaboration de ce livre toute leur attention, leur curiosité, leurs critiques et dont la transformation, avec ses difficultés et ses plaisirs, m'est un émerveillement.

Merci aussi pour leurs questions :
« Allo, papa, j'ai oublié ma pilule deux jours de suite, c'est pas grave ? »
« S'te plait pa, il te reste pas un préservatif, y'en a plus dans le tiroir... »
« Papa, maintenant que le dentiste m'a enlevé mes bagues, j'peux partir en colo cet été ? Merci pa ».

Sylvain Mimoun

Merci à François, qui a trouvé son chemin tout seul et qui m'a aidée à comprendre « de l'intérieur » le monde des garçons.
Merci à Kevin pour son enthousiasme à lire ce livre page après page, mot après mot, ce qui est plutôt un exploit quand on sait qu'il faut le supplier d'habitude. Merci pour sa confiance, le jour où il a fini par m'avouer « mais maman t'en avais fait quoi de ton bouquin ? J'ai fouillé partout dans ton ordinateur pour trouver un renseignement superimportant ! Ma copine a eu un retard de trois semaines ! ». Il y a des jours dans la vie où on se sent un peu plus utile que d'autres.
Merci enfin à Ilan qui découvrira à son tour que les bisous, ce n'est pas si dégoûtant.

Rica Étienne

Table

Notes

Vos adresses

....
....
....
....
....
....
....
....
....
....
....
....

Vos tuyaux

....
....
....
....
....
....
....
....
....
....
....
....

Vous avez encore des questions dont nous n'avons pas parlé ?

Merci de nous les signaler pour qu'on en tienne compte dans une prochaine édition.

....

....

....

....

....

....

....

....

....

....

....

....

....

....

....

....

....

....

....

À retourner aux auteurs :

Dr Sylvain Mimoun et Rica Étienne
Éditions Albin Michel
22, rue Huyghens
75014 Paris

Du même auteur

SYLVAIN MIMOUN

La Sexualité masculine
coll. « Dominos », Flammarion, 1996

Traité de gynécologie-obstétrique psychosomatique
Flammarion Médecine-science, 1999

La Consultation psychosomatique
Les Empêcheurs de penser en rond, 1999

L'Univers masculin
Seuil, 1999

Des maux pour le dire
J'ai lu, 2000

RICA ÉTIENNE

Mais qu'est-ce qu'il a dans la tête ?
1 000 astuces pour mieux comprendre votre enfant de 0 à 7 ans
avec Harry Ifergan
Hachette Littérature, 1998

6-12 ans, l'âge incertain
Mais qu'est-ce qu'il a dans la tête ?
avec Harry Ifergan
Hachette Littérature, 1999

Conception graphique :
Stéphanie Le Bihan

La composition de cet ouvrage
a été réalisée par I.G.S. Charente Photogravure,
à l'Isle-d'Espagnac,
l'impression et le brochage ont été effectués
sur presse Cameron dans les ateliers
de Bussière Camedan Imprimeries
à Saint-Amand-Montrond (Cher),
pour le compte des Éditions Albin Michel.

Achevé d'imprimer en juillet 2002.
N° d'édition : 21004. N° d'impression : 023171/4.
Dépôt légal : juin 2001.
Imprimé en France